나는 매력적으로 건강을 유지하고 싶다

새로운 체육 문화를 만드는 건강운동관리사의 이야기

나는 대한민국 건강운동관리사다

초판 1쇄 인쇄일 2025년 08월 13일
초판 1쇄 발행일 2025년 08월 22일

지 은 이 서용하
펴 낸 이 양옥매
디 자 인 표지혜
교   정 조준경
마 케 팅 송용호

펴낸곳 도서출판 책과나무
출판등록 제2012-000376
주소 서울특별시 마포구 방울내로 79 이노빌딩 302호
대표전화 02.372.1537   **팩스** 02.372.1538
이메일 booknamu2007@naver.com
홈페이지 www.booknamu.com
ISBN 979-11-6752-658-8 (13690)

* 저작권법에 의해 보호를 받는 저작물이므로 저자와 출판사의 동의 없이
  내용의 일부를 인용하거나 발췌하는 것을 금합니다.
* 파손된 책은 구입처에서 교환해 드립니다.

나는 대한민국
건강운동관리사다

새로운 체육 문화를 만드는 건강운동관리사의 이야기

서용하 지음

책나무

추천사

이용수 교수

(사)대한건강운동관리사협회 고문, 장안대학교 스포츠재활과 학과장

『나는 대한민국 건강운동관리사다』를 읽으며, 저자가 지난 시간 동안 고민하고 실천해 온 길이 단순한 직업이 아닌 국민 건강을 위한 소명의 여정이었음을 느낄 수 있었습니다. 저자는 오랜 시간 대한건강운동관리사협회 활동을 통해, 건강운동관리사의 사회적 정체성과 역할을 누구보다 진지하게 탐구해 왔고, 이 책은 그 고민과 실천의 기록입니다. 특히 지역사회 신체활동의 현장성과 실효성에 대한 고민, 그리고 그 해결을 위한 실제적인 접근이 책 전반에 녹아 있습니다. 이 책은 건강운동관리사라는 전문직이 시대적으로 요청되는 이유와 방향성을 보여 주며, 더 많은 이들이 이 사명에 공감하고 준비되고 참여할 수 있도록 동기를 부여합니다. 『나는 대한민국 건강운동관리사다』가 건강운동관리사의 시대를 여는 상징적인 첫걸음이자, 그 길에 함께할 이들을 이끄는 등불이 되기를 진심으로 바랍니다.

김병곤 박사

(사)대한건강운동관리사협회 명예회장, 스마트트레이너시스템 대표

『나는 대한민국의 건강운동관리사다』는 한 사람의 삶을 넘어, 한 시대의 건강운동 패러다임을 담아낸 책입니다. 서용하 선생님의 진심 어린 고백과 현장의 통찰은 건강운동관리사로서의 사명과 자부심을 일깨워 줍니다.

이 책은 지금 이 길을 걷고 있는 여러분, 그리고 그 길을 꿈꾸는 이들에게 방향과 용기를 제시하는 나침반이 될 것입니다. 건강한 사회는 건강한 전문가로부터 시작됩니다. 여러분이 그 주인공입니다.

기술은 시대에 따라 변하지만, 정체성은 직업의 뿌리를 지탱합니다. 이 책은 건강운동관리사의 존재 이유와 사회적 책임을 되새기게 합니다.

여는 말

　　도서관 서가에서《나는 대한민국 경찰 공무원이다》라는 책을 우연히 발견했을 때, 결의에 찬 제목이 눈길을 끌었다. 이후 유사한 제목의 책들이 꽤 많다는 사실에 놀랐는데,《나는 대한민국의 교사다》,《나는 대한민국 외교관이다》,《나는 대한민국 우주인이다》등이 그 예이다. 모두 자신의 직업적 자부심과 직업인으로서의 이야기를 담아내고 싶었을 것이다.

　　그중 가장 눈에 띄었던 책은《나는 대한민국 물리치료사다》였다. 이 책은《나는 대한민국 건강운동관리사다》를 쓰게 된 직접적인 계기가 되었다. 물리치료사는 성인이라면 모르는 사람이 없을 정도로 우리 사회에서 친숙한 직업이며, 보건의료 분야에서 중요한 사회적 역할을 담당하고 있다.

　　그렇다면 건강운동관리사는 어떠한가? 건강운동관리사를 아는지 사람들에게 물어보면 안타깝게도 대부분 모른다는 답변이 돌아온다. 그나마 '운동처방사'는 어떤 일을 하는지 짐작하는 정도이다.

　　건강운동관리사는 의료인도 의료기사도 아니지만, 질환자를 대상으로 운동처방을 할 수 있는 국가체육지도자로서 물리치료사 못지않게 중요한 사회적 역할을 수행하고 있다. 하지만 사회적으로 제대로 조명받지 못하고 있고, 정책과 제도에 있어 충분한 지원을 받지 못해 제대로 활용되지 못하고 있다.

나는 이 책을 건강운동관리사가 사회적으로 본래의 역할을 충분히 수행할 수 있기를 바라는 마음으로 썼다. 이 책의 독자는 크게 세 부류다. 첫째, 일반 국민이다. 대중적인 관심을 끄는 주제는 아니지만, 이와 같은 책이 존재한다는 사실만으로도 건강운동관리사에 대한 대국민 인식 개선에 도움이 될 것으로 생각한다.

둘째, 체육 및 보건 행정가들이다. 체육을 포함한 보건의료 서비스는 절대적으로 정책과 제도에 의존한다. 건강운동관리사들이 역동적으로 본연의 사회적 역할을 수행하려면 필요한 정책과 제도가 마련되어야 한다. 그래서 관련 행정가, 정책 입안자들이 현재의 건강운동관리사 자격 제도 문제에 대한 인식을 새롭게 하고, 개선 방안을 모색할 수 있는 자료가 되도록 하였다.

셋째, 체육 전공생 및 체육 전공을 탐색하는 고등학생들이다. 건강운동관리사는 체육 전공자만이 취득할 수 있는 유일한 국가체육지도자 자격증으로, 장래성이 매우 높다. 내가 체육을 전공하게 된 배경과 체육인으로서 성장하는 과정을 기술함으로써 멘토링 자료가 될 수 있도록 하였다.

아무쪼록 이 책을 통해 건강운동관리사에 대한 국민적 인식이 개선되고, 훌륭한 건강운동관리사들이 많이 양성되어 국민 건강 증진에 이바지할 수 있기를 간절히 소망한다.

건강운동관리사
서용하

목차

추천사   004

여는 말   006

1부 ● 건강운동관리사를 향한 여정

슬램덩크와 마이클 조던이라는 씨앗   014

설렘의 단어, 운동처방과 스포츠의학   018

배움의 갈증을 해소하기 위한 선택, 미국 유학   022

선망의 일자리에서 선택한 삶의 전환   028

보건학 공부로 날개를 달다   034

예방의학 박사에 도전하다   038

마침내 건강운동관리사를 취득하다   044

2부 ● 대한민국이라는 거대한 병동

한국인의 건강을 좌우하는 요인들	050
10대 사망 원인: 우리의 생명을 앗아 가는 주범들	055
만성질환이라는 쓰나미	059
국민의 3분의 1이 고통받는 근골격계 질환	065

3부 ● 신체활동 시대, 건강운동 시대

비슷한 듯 다른 신체활동, 운동, 스포츠, 체육	072
만병통치약에 가까운 신체활동	079
정신 건강에도 탁월한 효과를 보이는 신체활동	086
신체활동이 만드는 건강한 사회	103
3가지 피라미드 모델로 풀어 보는 건강	109

4부 ● 대한민국 체육지도자의 빛과 그림자

스포츠지도사의 역할과 더 나은 미래를 위한 고민	120
건강운동관리사 업무 영역 집중 탐구	139
건강운동관리사의 현재를 진단하다	155
건강운동관리사 자격 제도, 혁신을 위한 제언	175
(사)대한건강운동관리사협회의 역할과 비전	202

5부 ● 건강운동관리사의 미래, 국민 건강의 내일을 열다

운동이 약이다	222
대한민국 운동 문화의 새로운 아이콘, 건강운동센터	232
건강운동관리사의 기본기, 근골격계 재활	245
부상 예방과 최고의 퍼포먼스를 위한 선수 전문건강운동사	249
노인 건강의 선봉, 노인 전문건강운동사	255
지역사회 건강 지킴이, 지역보건 전문건강운동사	261
정신 질환을 운동으로 예방하고 극복한다,	
정신 전문건강운동사	272
소외된 장애인 운동 지도는 내가 맡는다,	
장애인 전문건강운동사	275
내가 생각하는 좋은 체육지도자란	280

닫는 말	286
참고 자료	291

나는 매월당 김시습을 이렇게 본다

1부

건강운동 관리사를

향한 여정

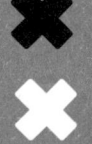

슬램덩크와
마이클 조던이라는 씨앗

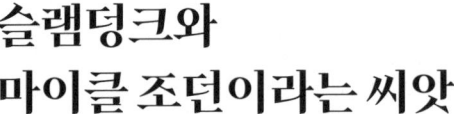

슬램덩크에 열광했던 학창 시절

1992년 고등학교 1학년 시절, 이맘때 청소년기를 보낸 남자라면 누구나 만화 〈슬램덩크〉에 열광했을 것 같다. 〈슬램덩크〉가 수록된 주간 《소년 점프》가 서점에 나오는 날이면, 수업 시간에 선생님 몰래 돌려 보기에 바빴다. 며칠 만에 돌려 읽기가 끝난 우리는 저마다 자신이 좋아하는 만화 캐릭터가 되고 싶어 농구장으로 향했다.

열심히 드리블과 슛을 했고, 무엇보다 열심히 점프해서 슬램덩크를 해야 했기에 마음이 바빴다. 하지만 몸은 무거웠고 농구 림은 높아만 보였다. 과연 덩크라는 게 현실에서도 가능하겠냐는 의문이 들기 시작했고, 우리는 점점 회의적으로 변했다.

그러던 중 한 친구가 하는 말이, 미국의 프로 농구선수가 자유투 라인

그림 1. 농구를 시작하게 된 계기, 슬램덩크

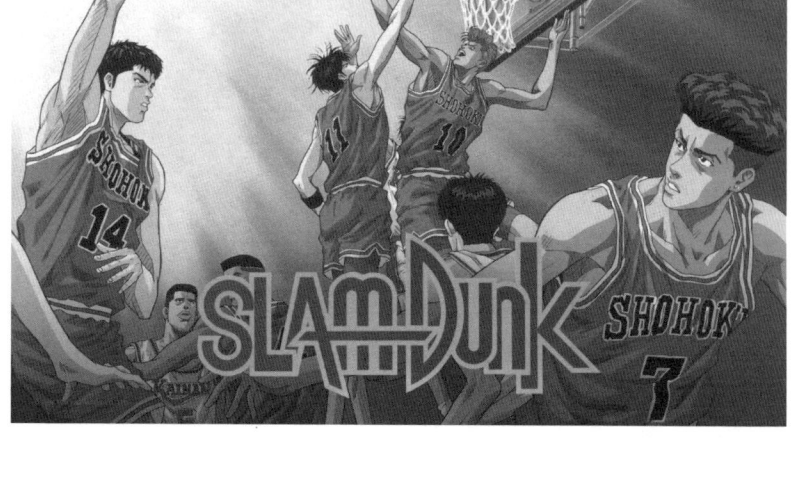

에서 점프해서 덩크를 하더라는 것이었다. 자유투 라인에서 농구대를 바라보니 꾸며 낸 이야기가 아닐까 의심이 들 정도로 까마득하게 멀어 보였다. 그게 인간이 가능하겠냐는 시비 끝에 우리는 그 친구 집에서 비디오테이프를 함께 보기로 했다.

비디오의 주인공은 바로 농구 황제 마이클 조던이었다. 지금처럼 유튜브가 있던 시절이 아니었기에 미국의 프로농구를 보려면 불법 복제된 비디오테이프를 구해 와야 했다. 좋은 화질은 아니었지만, 조던은 분명 자유투 라인에서 점프해 림에 농구공을 꽂아 넣었다. 그것도 한 손으로. 말 그대로 입이 쩍 벌어졌고, 그날부터 우리는 다시금 새로운 결의를 다지고 열심히 농구를 했다.

1부 건강운동관리사를 향한 여정

사진 1. 덩크에 대한 열망을 갖게 한 마이클 조던

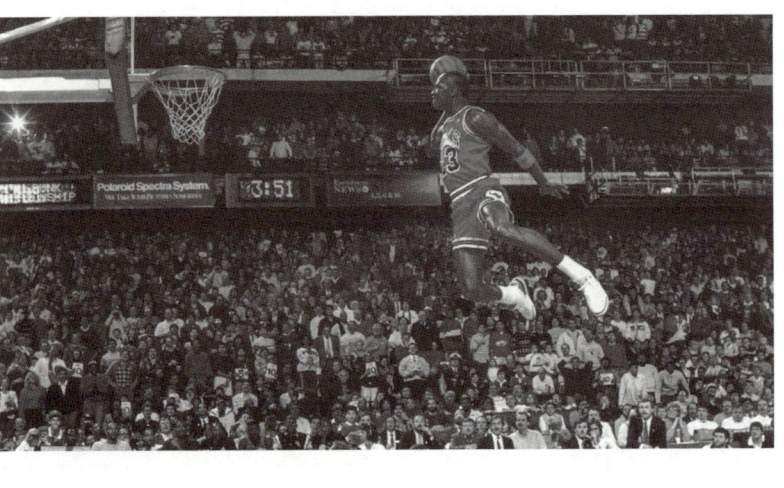

스포츠의학 전공으로 이끈 첫 스포츠 손상 경험

그렇게 열심히 농구를 하다 어느 날 왼 무릎이 아프기 시작했다. 덜컥 겁이 났다. 통증이 세져 병원에 가니 의사 선생님은 무리해서 그렇다고 뼈와 인대는 괜찮으니 물리치료를 받으면서 안 아플 때까지 쉬라고 하셨다. 몇 주 쉬었다가 다시 농구를 하니 얼마 못 가서 다시 통증이 나타났다. 덩크는 고사하고 레이업 슛도 무리였다. 그 상태에서 농구를 계속하면 무릎이 망가질 것 같아 운동을 중단했다. 아파서 농구를 할 수 없게 되니 우울해졌다.

스포츠로 인해 야기된 부상을 가리켜 '스포츠 손상'이라고 한다. 스포츠 손상은 크게 골절이나 타박, 염좌와 같은 급성 손상과 과사용에 의한

만성 손상으로 크게 구분되는데, 나의 경우는 무리한 동작을 오랫동안 한 결과로 생겨난 과사용 손상에 해당하였다.

충분한 근력이 뒷받침되지 않은 상태에서 스포츠를 하게 되면 부상으로 이어지기 쉽다. 다친 후에는 적절한 재활로 본래의 기능을 회복하는 과정을 거쳐야 한다. 스포츠재활의 가장 기본적인 개념이다.

지금도 그렇지만 당시 학교 체육 수업은 스포츠 종목 중심이었다. 농구를 잘하기 위해서는 농구 기술 습득 못지않게 하체를 튼튼하게 하는 하체 저항 운동을 해야 하는데 체육 수업에서조차 이런 단순한 교육이 이루어지지 않았다. 그러니 부상 이후에 운동재활을 해야 한다는 것은 상상도 못 할 일이었다. 하지만 나의 첫 스포츠 손상 경험은 후에 스포츠의학을 전공하게 되는 작은 씨앗이 되었다.

설렘의 단어,
운동처방과 스포츠의학

다시 시작한 진로 탐색

나의 첫 대학 전공은 기계공학이었다. 어디서 들었는지 모르겠는데, 남자는 공대를 가야 취업이 잘된다는 막연한 생각으로 공대를 택했고, 그중 학과명이 가장 근사하게 느껴지는 기계공학을 선택했다. 진학하게 되면 기계를 만들고 조립하는 줄 알았다. 하지만 공학의 요체는 수학이었고, 힘에 대한 계산이 핵심이었다. 정역학, 동역학으로 시작해 유체역학, 재료역학, 열역학에 이르는 기계 3역학까지 늘 수학과 씨름하는 게 공대생의 생활이었다. 대학 2년을 마치고 나서 이걸 평생 해야 한다고 생각하니 고개가 절레절레 저어졌다.

군대를 다녀와서 본격적으로 진로 탐색을 다시 시작했다. 당장의 취업이 우선이 아니라 내가 좋아하는 일을 직업으로 삼는 것을 기준으로 했

다. 그러던 중 '운동처방'이라는 용어를 접하고 나서 눈이 크게 떠졌다.

'운동처방! 그래, 바로 이거다!'

그때의 설렘을 여전히 기억한다. 운동을 약처럼 처방해서 병을 다스린다는 개념과 그런 직업군이 있다는 게 매혹적으로 다가왔다. 대상자에게 맞춤형 운동을 지도하는 일은 그때까지 내가 아는 체육 전공과 크게 달랐다. 체육을 전공하면 스포츠센터 등에서 강사 역할을 하는 것이 전부인 줄 알고 있었으니 말이다. 또 하나 부끄러운 고백을 하자면, 고등학교 당시 체육 전공자들은 공부는 못하는데 운동만 잘해서 대학을 간 사람들이라는 왜곡된 인식을 하고 있었다. 아마도 사회적 인식의 소산이 아닐까 싶다.

고등학교 3학년 초에 체육대학 진학을 위한 체대 입시반이 만들어졌는데, 우리는 그 반을 '똘반'이라고 불렀다. 왜 그렇게 불렀는지는 대강 짐작할 것이다. 나는 이 단어가 우리 사회가 체육인들을 어떻게 바라보는지를 단적으로 드러낸다고 생각한다. 바라건대 30년이 지난 지금은 달라졌을 것이라고 기대한다.

스포츠의학 전공으로 편입하다

운동처방 전공의 교과과정은 기존에 내가 어렴풋하게 알고 있던 체육

전공과는 달랐다. 질환자에게 운동을 적용하기 위해 해당 질환에 대한 폭넓은 이론과 실습을 요구하고 있었다. 고교 시절에 겪은 무릎 부상도 적절한 운동처방을 했더라면 낙담하지 않고 안전하고 즐겁게 농구를 즐겼을 수도 있었겠다는 생각도 들었다.

운동처방 전공에 대한 탐색을 마친 후 전공의 장래성에 확신을 가지게 되면서 본격적으로 편입학 시험을 준비했고, 운동처방과 관련된 유사 전공 중 스포츠의학 전공으로 합격해 전공을 바꾸게 되었다. 지금 생각해도 인생에서 가장 잘한 선택 중 하나로 여기고 있다.

내게 체대 공부는 공대 공부에 비해 무척 재밌었다. 이론은 실습의 토대가 되었고, 실습은 이론을 검증하는 과정이 되었기에 공부에 더욱 빠져들 수 있었다. 몸을 움직이는 체육 활동 자체가 곧 공부였고, 내 몸은 살아있는 교재였다. 과목들 사이의 긴밀한 연결성 또한 흥미를 불러일으켰다.

체육 전공자로서 필수로 배우는 대표적인 과목에 운동생리학과 기능해부학이 있다. 생리학은 몸의 기능에 대한 학문이고, 해부학은 몸의 구조에 대한 학문이다. 그런데 구조는 기능을 설명해 주고, 기능은 구조를 가능하게 하는 상호 보완적인 관계를 맺는다.

가령 인체에서 가장 움직임이 자유로운 관절이 어깨인데, 골프 티에 비유할 만큼 작은 관절면(구조)이 자유로운 움직임(기능)을 가능하게 한다. 하지만 이런 구조와 기능의 특수성으로 인해 어깨는 탈구와 같은 부상에 쉽게 노출되기도 한다. 어깨 관절과 동일한 절구 관절(ball and socket joint) 구조를 가지고 있는 엉덩관절이 쉽게 탈구되지 않는 것과 크게 대비되는 부분이다. 이렇듯 어깨 관절은 구조적인 특성으로 불안

정성이 높아 관절을 감싸고 있는 안정근, 즉 돌림근띠(회전근개)의 역할이 중요해진다.

즉, 구조와 기능을 이해하면 어떤 운동을 해야 하는지 알 수 있게 된다. 이렇듯 운동생리학과 기능해부학은 별개의 과목이지만 관계성이 높아 이 두 과목을 충분히 이해해야 다음 단계에 해당하는 트레이닝방법론이나 스포츠재활을 배우는 데 무리가 없게 된다.

짧지만 굵었던 체육대학 2년의 생활

체육대학 2년은 정말 빠르게 지나갔다. 공부는 재미있었지만, 졸업 후 진로에 대해서는 늘 불안했다. 학점을 잘 받는다 해도 신입학으로 들어온 학생과 비교해 공부의 깊이가 얕을 수 있고, 사회적 인식 또한 무시할 수 없었기 때문이었다. 약점을 보완하기 위해 자격증 취득, 교내 학술 동아리 활동, 세미나 및 학회 참가 등으로 실력을 쌓음과 동시에 업계의 흐름과 학문의 동향을 파악하려고 노력했다.

기억에 남는 성과 중 하나는, 당시 창립 초창기였던 대한운동사협회가 체육대학 학생들의 역량 강화를 위해 매년 개최한 해부학 경시대회에서 제1회와 2회 모두 대상을 받은 일이다. 편입 후 2년이라는 짧은 시간이었지만 운동처방 관련 직업을 갖기 위해 부단히 노력했다. 그 결실로 졸업과 동시에 부산아이파크 프로축구단 선수트레이너로 취업하게 되는 기쁨을 맛보았다.

1부 건강운동관리사를 향한 여정

배움의 갈증을 해소하기 위한 선택, 미국 유학

프로축구단 선수트레이너 생활

프로축구단의 선수트레이너 생활은 대단히 박진감 있었다. 훈련과 경기의 반복적인 생활 패턴 속에서 승리를 위한 선수들의 부상 예방과 관리, 재활, 컨디셔닝, 웨이트 트레이닝 등의 다양한 업무는 고된 가운데 흥미진진했다. 선수트레이너는 선수들의 신체 관리에 대한 전반적인 업무를 맡게 된다. 따라서 업무량이 많을 수밖에 없으나 대졸 신입 사원에게는 힘듦도 즐거움이었다.

가장 큰 즐거움은 내가 관리한 선수들, 특히 재활 후 복귀한 선수들이 자기 기량을 펼칠 때 느끼는 보람이었다. 선수들이 자신의 기량을 최고로 높일 수 있도록 돕기 위해선 그만큼의 전문성도 요구되었으니, 지속적인 공부와 운동은 필수였다.

022   나는 대한민국 건강운동관리사다

프로축구단 생활은 일에서 느끼는 즐거움 외에 다양한 즐거움의 요소가 있었다. 식사는 최고급이었고 후원 회사에서 철마다 훈련복에서부터 양복까지 지급하니 3년 차에는 포장을 뜯지 않는 옷이 생길 정도였다. 선수들과 국내 원정 경기나 해외 전지훈련을 가게 되면 현지 관광을 하게 되는 즐거움도 있었다.

게다가 당시 우리 팀에서는 선수트레이너에게도 승리 수당과 비김 수당이 지급되었는데, 승률이 높아서 연봉은 고스란히 저축할 수 있을 정도였다. 2년 차에는 전기리그도 우승하게 되어 두둑한 우승 상금까지 받아 넉넉한 생활을 이어 갔다. 주말과 야간을 반납하게 되는 선수트레이너 업무 속에서도 직업적 보람과 소소한 즐거움을 만끽하는 시간이었다.

그렇지만 늘 마음 한가운데에 배움에 대한 갈증이 있었다. 체계적인 교육을 통해 더 나은 전문가가 되고 싶다는 열망과 부상 예방과 재활 기간을 단축할 수 있는 프로그램을 제공하고 싶은 욕구가 있었다.

지금은 선수트레이너를 양성하기 위한 민간 단체도 있고, 미국 선수트레이너 학교 졸업생들이 귀국하여 대학에 좋은 교과과정을 만들고 있지만, 20여 년 전 당시에는 선수트레이너가 되기 위한 교육 여건이 열악했다. 한국에서 내가 원하는 교육을 팀에 소속된 상태에서 받기는 불가능했다. 부산대 체육대학원에도 진학해 보았으나 1학기 이상 다닐 수 없었다. 고민 끝에 젊음이 더 가기 전에 출사표를 던지기로 했다. 유학 자금도 어느 정도 모였으니 젊음을 한 번 걸어 볼 만했다.

더욱이 그 당시 1급 생활체육지도자(운동처방)-지금의 건강운동관리사에 해당-자격시험에 응시하려면 체육계열 석사 이상의 학위가 필요

했기에 대학원 진학의 중요한 이유가 되기도 했다.

선수트레이닝 석사 과정 유학길에 오르다

그렇게 선수트레이닝(Athletic training) 석사 과정 유학길에 올라 고된 4년 반의 유학 생활이 시작되었다. 원래는 3년을 계획했다. 1년 동안 석사 과정 입학을 위한 선수 과목 및 실습 시간을 이수함과 동시에 입학 영어 점수를 만들고 나머지 2년 동안 석사 과정을 마치려고 했다. 하지만 뜻대로 되지 않았다.

문제는 의외로 영어 점수였다. 외국인 학생들이 미국 대학에서 수학이 가능한 영어 실력 증빙을 위한 토플 점수가 생각보다 쉬이 나오지 않았다. 미국이라는 원어민 환경에서 생활하면 영어 실력이 일취월장할 것이라는 생각은 나만의 착각이었다.

현지에서 수십 년을 산 영어 못하는 한국인을 만날 때면 정말 큰 착각이었음을 다시금 깨닫기도 했다. 그래서 지금은 미국 유학을 고려하는 후배들에게 유학에 대해 문의하면 영어부터 공부하라고 말한다. 토플과 대학원 영어 시험인 GRE 점수는 한국에서 만들고 영어 점수가 나오지 않으면 출국하지 말라고까지 조언한다.

유학 기간이 길어지면서 응급구조사(EMT), 퍼스널트레이너(ACSM PT), 체력트레이너(NSCA CSCS) 등의 공부를 추가적으로 하면서 영어 점수를 만들었지만, 문제는 학자금이었다. 학자금 부족으로 석사 과정 진

학은 어렵게 되었다.

구원의 빛

낙심하던 중 한 통의 전화가 구원의 빛이 되었다. 부산아이파크 프로축구단 선수트레이너 시절 코치 선생님으로 계셨던 김판곤 선생님께서 홍콩 사우스차이나 프로축구팀 감독으로 부임하게 되면서 나에게 트레이너 자리를 제안하신 것이다.

좋은 연봉 조건을 제시하셨고, 그 자금이면 석사 과정에 도전할 수 있겠다는 생각이 들었다. 그래서 석사 과정에 합격하게 되면 팀을 떠나는 조건으로 계약을 하기로 했다. 그렇게 되면 6개월만 팀 생활을 하게 되는데도 감독님께서는 수락하셨고, 대학원에 합격하였을 때 감독님은 약속을 지키셨다. 지금 생각해도 참 감사한 일이다.

석사 과정은 강도 높은 수련의 시간이었다. 오전에는 수업, 오후에는 실습, 저녁과 주말에는 시합으로 진행되는 대학원 과정은 정말 숨 가쁜 시간이었다. 학업을 따라가기 벅차 절대적인 시간 확보를 위해 모든 끼니를 샌드위치로 때우기도 했고 아침 식사는 운전하면서 해결했을 정도였다.

홍콩에서 학자금을 벌어 왔지만 2년 석사 과정을 마치기에는 여전히 부족했다. 그래서 장학금을 받기 위해 필사적으로 노력했다. 지금도 그때의 노력을 생각하면 생존이란 게 무엇인가를 떠올리게 한다. 불안한 미래 속에 패배자로 귀국하는 모습을 떠올리면서 하루하루 버텼던 것

같다. 다행히 당시 주 장학생으로 선발되어 1년간 학비가 면제된 덕분에 학업을 마칠 수 있었던 것을 생각하면 지금도 감사함이 밀려온다.

실력보다 더 중요한 것은

선수트레이너를 양성하는 체계적인 교육 체계를 갖추고 있는 미국 교육 과정은 기본기를 중시하면서도 의외로 인성을 강조한다. 한번은 이런 일이 있었다. 내가 다닌 대학은 16개의 스포츠팀에 6명의 선수트레이너들이 근무하고 있었는데, 트레이너 1명이 이직을 하게 되어 새 트레이너를 채용하는 과정에서 수석 트레이너에게 한 가지 질문을 던졌다.

트레이너를 채용할 때 무엇을 가장 중요하게 보느냐는 질문이었다. 그는 한 단어로 말문을 열었다. "Attitude!" 나는 지금도 그 단어를 말할 때 그의 진지한 표정과 눈빛을 기억한다. 어째서 태도를 경력이나 학위, 자격증보다 더 중요하게 생각하는지 묻자, 그는 무겁게 말을 이어 갔다.

"부족한 실력은 우리가 채워 주면 된다.
그러나 태도는 우리가 바꾸기 어렵다."

나는 그 말에 두 번 전율했다. 기본만 갖추면 부족한 실력 정도는 우리 스텝들이 채워 줄 수 있다는 자신감에 한 번 전율했고, 실력도 결국 올바른 인성의 토대 위에 쌓을 수 있다는 그의 설명에 또다시 전율했다.

나는 대한민국 건강운동관리사다

선진 학문을 체계적으로 배우고 싶은 마음에 택했던 짧지 않았던 유학 시절에 전문가로서의 역량을 쌓은 것 못지않게 소중한 배움을 얻은 순간이었다.

이 글을 쓰면서 십 년 넘게 들어가 보지 않았던 학교 홈페이지를 들어가 보니, 당시 가장 평판 좋고 나에게도 도움을 많이 주었던 한 선배(Shannon)가 교수진에 들어가 있는 것을 보고 고개가 끄덕여졌다. 필요한 사람이 제자리에 있는 것 같았기 때문이다. 그래서 지금도 대학에서 학생들을 가르칠 때면 자격증이나 학위 못지않게 사람들 간의 화합, 열린 마음, 소통 능력, 끈기와 열정을 더 강조한다.

사진 2. 가운데가 Shannon

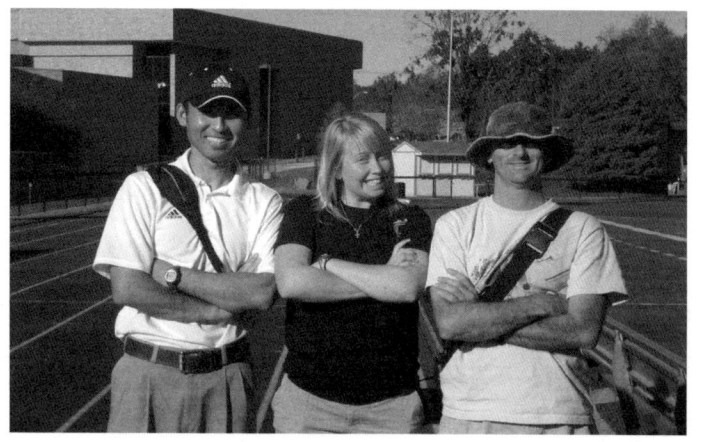

선망의 일자리에서
선택한 삶의 전환

삼성트레이닝센터 재활트레이너 채용

유학을 다녀와서는 삼성트레이닝센터 스포츠과학지원실에서 재활트레이너로 근무하게 되었다. 삼성트레이닝센터는 삼성그룹이 세운 국내최초이자 최대 규모의 사설 스포츠 훈련소 겸 재활기관이다. 민간 진천선수촌 정도로 생각해도 크게 틀리지 않는다.

삼성스포츠단에 소속된 실내 스포츠 선수들이 훈련하는 곳이 삼성트레이닝센터라면, 집중적인 치료 및 재활 훈련을 하는 곳이 스포츠과학지원실이다.

대학 시절 삼성트레이닝센터에 대해 소문을 들은 나는 그곳에서 일하는 것을 막연히 동경했었다. 엘리트 스포츠 선수들의 재활을 담당하는 일이니 얼마나 멋지겠는가. 그것도 삼성에서. 그러나 나 같은 후보생들

028　　　　　　　　　　　　　　　　나는 대한민국 건강운동관리사다

이 한둘이 아닐 테니 그 자리를 목표로 삼는 것은 어리석은 일이라 생각하고 기대를 접었었다. 어떻게 채용하는지도 몰랐고 말이다.

그런데 내게 기회가 왔고 합격 통보를 받게 되었다. 재활 담당이 단둘뿐인데 말이다. 아마 내가 프로팀에 어떻게 채용되었는지도 궁금해할 것이다. 선망의 자리이니 말이다. 결론부터 말하자면, 추천으로 채용되었다.

공개 채용을 하지 않아도 되는 자리는 내부 규정이나 인사 담당자의 재량으로 채용 인원의 몇 배수에 해당하는 사람을 추천받아 서류 심사와 면접을 거쳐 채용한다. 이런 과정은 서류나 면접에서 확인할 수 없는 사항을 추천인을 통해 1차 검증을 하겠다는 의도가 담겨 있다.

청탁 비리가 흔한 우리나라에서 이런 식의 추천을 하면 뒷돈을 준비해야 한다고 생각할 수 있겠으나, 나의 경우는 그렇지 않았다. 추천이라는 제도가 아는 사람을 통해 쉽게 들어간다고 생각할 수도 있다. 나 또한 공정하지 않은 방법이라고 생각했던 적이 있다. 그러나 미국에서는 취업할 때 심지어 대학원에 진학할 때도 추천서를 첨부하는 것을 경험하면서 사람을 검증하는 좋은 시스템이 될 수도 있겠다는 생각으로 바뀌었다.

프로팀에 들어갈 때는 학교 교수님에게 추천 의뢰가 들어왔고, 삼성 트레이닝센터에도 지인의 추천으로 이력서를 넣을 수 있었다. 그러니 직업적 역량을 쌓아 가는 것과 동시에 주위 사람들과 좋은 관계를 만들어 가는 것이 중요하다.

하지만 성실하고 유능하며 좋은 인맥을 가진 사람들이 많으니 때를

잘 만나는 운이 작용했음을 인정하지 않을 수 없다. 내가 구직을 할 때 마침 삼성트레이닝센터에 자리가 났고, 외국인 용병들과 의사소통할 수 있는 유학생 출신에 프로팀 경력이 있는 30대 후반을 원하는 외형적 조건에 내가 들어맞았기 때문이었다.

내가 바라던 삶의 모습

솔직히 당시 나의 실력을 생각하면 삼성트레이닝센터는 벅찬 자리였다. 하지만 언제나 그렇듯 부족함은 노력으로 채울 일이다. 달리 방법이 없지 않은가. 입사 후 2년 차까지는 주경야독을 했던 것 같다. 다양한 종목의 선수들을 초기 재활부터 복귀 전 기능적 훈련까지 지도하는 역할을 소화해야 했기에 중압감이 컸다. 업무 스트레스로 공황장애까지 걸릴 정도였다. 겉으로 화려해 보이는 선수트레이너 직종의 이면에는 이와 같은 어려움도 존재한다. 번아웃 얘기도 심심치 않게 들려온다.

지금 생각해 보면 선수트레이너라는 직업의 옷은 나에게 맞지 않았던 것 같다. 10여 년의 선수트레이너 생활을 통해 많은 것을 경험하고 배우고 성장했지만 무언가 채워지지 않는 것이 있었다. 삼성트레이닝센터 입사 후 열심히 달린 결과 생활은 안정되었지만 마음은 불안했다. 외형적 삶은 윤택해졌지만, 내면의 삶은 피폐해져 가고 있었다. 이것이 진정 내가 바라는 삶의 모습이었던가 회의했다. 그때 나의 화두가 된 문장은 이러했다.

"무엇을 하며 어떻게 살 것인가."

넉넉한 연봉, 훌륭한 선수들, 안정된 미래, 완벽한 워라밸, 그러나 공허했다. 나는 무엇보다 나의 삶을 살기 원했지, 대체될 수 있는 삶을 바라지 않았다. 나만의 독창성을 표현하고 싶었고, 나만이 할 수 있는, 해야 하는 일을 하고 싶었다. 40대에 새로운 길을 개척하는 데는 많은 용기가 필요했다. 고민을 해결하기 위해 많은 책을 읽었고 인문학 공동체에 들어가 학인들과 공부하면서 새로운 삶을 창안하기 위해 노력했다.

고민 끝에 삼성트레이닝센터를 떠나다

인간 존재에 대한 궁극적인 질문부터 평소 관심을 두고 있던 의료와 사회에 관해 폭넓게 공부하면서 '나' 중심의 관점이 사회와 공동체 중심으로 변해 갔다. 그 가운데 체육지도자로서 걸어야 할 새로운 길이 보이기 시작했다. 그렇게 4년 반의 세월을 보낸 삼성트레이닝센터를 나오게 되었다. 지금 생각해도 잘한 선택이다.

새로운 길을 택하게 된 또 하나의 계기는 어머니였다. 어머니는 나를 낳고 나서 척추전방전위증을 얻으셨다. 나이가 들면서 척추관협착증도 생겨서 늘 요통을 호소하셨다. 곁에 있지 않았던 나는 어머니의 질환과 몸 상태를 고려해 운동할 수 있는 장소와 사람을 연결해 드리고 싶었다. 그러나 우리 동네에는 그런 센터도 전문가도 없었다. 4만 인구가 사는

1부 건강운동관리사를 향한 여정

재개발된 신도시인데도 말이다.

어머니는 엉덩이와 허리를 동시에 강화하는 힙브릿지(Hip bridge)와 같은 간단한 운동에도 호전 반응을 보이셨다. 지속적인 지도자의 관리가 필요했지만, 동네에 여럿 있는 피트니스센터 중에는 어머니를 믿고 맡길 곳이 없었다. 허리뿐만 아니라 다른 신체 부위도 안 좋으셨고, 만성질환도 갖고 계셨기 때문이었다. 주위에 많은 병원과 피트니스센터가 있었지만 정작 질환 개선을 위해 운동이 필요한 사람들이 갈 곳은 마땅치 않았다. 사회 구조적 문제였다.

그림 2. 힙브릿지(Hip bridge)

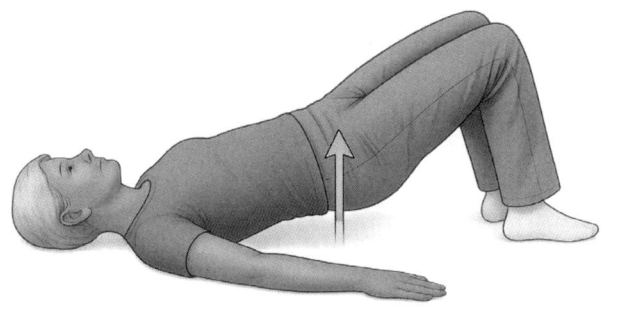

'건강운동관리사'라는 새로운 길을 걷게 되다

이어서 나의 시선은 건강운동관리사로 향했다. 건강운동관리사는 1995년도 1급 생활체육지도자(운동처방)으로 시작된 국가체육지도자이다. 건강운동관리사의 정의를 보면, 치료와 병행하여 운동이 필요한 사

람에게 운동을 지도 · 관리하는 역할을 맡는다고 되어 있다.

치료와 병행하여 운동이 필요한 사람이 나의 어머니만 있는 것이 아닐 것이다. 건강운동관리사는 배출되고 있는데 어째서 서비스를 받기는 이토록 어렵단 말인가. 건강운동관리사협회가 이 문제를 풀어 갈 수 있지 않을까, 아니면 내가 협회에서 이 문제를 풀어 가는 데 도움이 될 수 있지 않겠냐는 생각에 이르게 되었다.

그래서 평소에 알고 지내던 당시 회장직을 맡고 있던 건강운동관리사협회 김병곤 박사님을 찾아뵈었다. 하고 싶은 일을 말씀드렸더니 흔쾌히 협회에서 활동할 수 있도록 자리를 만들어 주셨고, 내 의지와 잘 맞는 사람이 있다면서 한 분을 소개해 주셨다.

지금도 여러 일을 함께하는 건강운동관리사협회 고문이신 이용수 교수님이셨다. 이용수 교수님은 내 커리어의 2막을 열어 주신 분이고, 김병곤 박사님은 그 문으로 안내한 분으로, 두 분 모두 참으로 귀한 인연들이다. 그렇게 삼성트레이닝센터를 나오고 협회와 인연을 맺으면서 새로운 길을 걷게 되었다.

그림 3. 대한건강운동관리사협회 로고

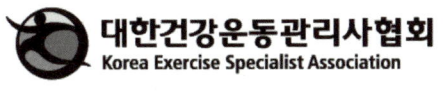

보건학 공부로
날개를 달다

이용수 교수님과의 특별한 만남

이용수 교수님과의 첫 만남은 특별했다. 처음 들어 보는 '지역사회 신체활동'이라는 개념은 나를 달뜨게 했다. 간단히 말해 내가 사는 동네라는 뜻의 지역사회[*]에 신체활동을 붙여 만든 '지역사회 신체활동'의 목표는 신체활동을 통한 지역주민 전체의 건강 증진이다.

지역사회의 개념을 확대하면 서울, 경기 등 더 넓은 자치구의 건강 증진이 목표가 되고 최종적으로 대국민 건강 증진으로 귀결된다. 참으로 매력적인 목표가 아닐 수 없다. 발목 하나의 관절에, 관절에 있는 중요

＊ 지리적 구역을 공유하거나 공동의 관심사로 연결된 사람들로, 사회적 상호작용과 조직을 통해 건강과 삶의 질을 향상시키는 집단(세계보건기구).

034 　　　　　　　　　　　나는 대한민국 건강운동관리사다

한 인대에, 관절 주변 근육의 기능에 사로잡혀 있던 내 시야가 내가 사는 마을과 지역을 넘어 사회와 국가로 확대되는 순간이었다.

미국으로 유학을 가고 열심히 스포츠재활에 매진했을 때만 해도 재활 혹은 스포츠의학 전문가에 대한 환상이 있었다. 자세와 걷는 모습만 봐도(물론 어느 정도 단서는 찾을 수 있지만) 그 사람의 신체 문제를 찾아내 신속하게 해결하는 사람이 되고 싶은 생각이 컸다. 물론 지금도 좋은 체육지도자가 되기 위해 열심히 노력하고 있지만, 최고의 스포츠의학의 전문가 같은 독보적인 사람이 되려는 꿈을 꾸지는 않는다. 지역사회 신체활동과의 만남 때문이다.

삼성트레이닝센터에서 내가 하루에 관리했던 선수는 평균 10명 정도였다. 스포츠 시즌에 따라 적을 때는 5명 이하인 날도 많았다. 프로축구팀에 있을 당시 약 40명의 선수가 있었고 그중 2군과 재활군이 내가 담당하는 선수들이었는데, 집중 관리하는 선수는 대략 10명 정도였다.

그런데 지역사회 신체활동은 지역사회 인구집단 전체를 다룬다. 1% 신체활동 실천율을 높이기란 매우 어렵지만, 1%는 100만 도시에서는 1만 명이 새롭게 신체활동을 하게 되는 셈이 된다. 물론 소수의 대상자 관리가 별 볼 일 없다는 말은 아니다. 경제학에서 거시경제와 미시경제가 있듯이, 인구집단 전체를 정책과 제도의 힘으로 개입하는 방식과, 지역사회 곳곳에서 센터 기반으로 1:1로 접근하는 방식이 함께 제공되어야 한다. 그래야 운동을 지속할 수 있고, 효과도 거둘 수 있다. 전쟁으로 비유하는 게 마뜩잖지만, 공군의 폭격과 지상군의 전투가 동반되어야 전쟁에서 승리할 수 있는 것과 비슷하지 않을까 싶다.

그래서 보건소, 치매안심센터 등에서 근무하는 지역사회 신체활동 담당자는 직접적인 운동 지도보다 지역민들의 신체활동 촉진을 위한 환경 개선, 체육시설의 접근성 향상, 신체활동 프로그램의 보급 · 홍보 · 교육 등에 관심이 더 많다. 그래서 '신체활동 사업'이라는 용어를 사용한다.

두 번째 석사 과정, 보건대학원 진학

내가 이용수 교수님을 만났을 때, 교수님은 활발하게 지역사회 신체활동 사업을 하고 계셨다. 학교 시설을 활용해 주민들을 위한 '건강운동교실'을 운영하셨고, 지역사회 신체활동 현황 분석 및 정책 제안을 위한 연구 사업도 진행하셨다. 그 외 운동 서비스를 제대로 받지 못하는 소외된 농촌 지역에 '찾아가는 운동 서비스'를 제공하는 등 다양한 지역사회 신체활동 사업을 수행하고 계셨다. 교수님의 이런 활동은 나에게 추가적인 공부를 하도록 하는 큰 자극제가 되었다.

그리하여 두 번째 석사 과정인 보건대학원에 진학하게 되었다. 주위에서 박사 과정에 진학하지 않느냐는 질문도 받았지만, 박사 과정은 기본적인 학문의 밑바탕 위에 자기만의 확고한 연구 분야가 정해져야 가는 것이라고 생각하였기에 처음으로 접하는 학문으로서 석사 과정에 진학하는 것이 합당하다고 생각했다.

보건학은 인구집단(공중) 전체의 건강 증진을 위해 연구하고 실천하는 학문이다. 지역민의 건강 증진을 위한 도구로 신체활동을 활용하고자

한다면 보건학은 최선의 선택이라고 생각한다. 낮에 일하고 퇴근 후 대학원에 다니면서 2년 반 동안 정말 많은 것을 배웠다. 무엇보다 체육의 사회적 활용 가치를 크게 확인하는 시간이었다. 그래서 체육대학 졸업 후 신체활동 사업을 하고자 한다면, 지역사회 건강 증진에 관한 정책과 제도에 관해 연구할 수 있는 보건대학원으로 진학하는 것이 바람직하다고 생각한다.

보건학 석사 학위[*]를 취득하니 날개를 단 기분이었다. 내 선수, 회원, 고객 등에 한정되었던 내 시야가 사회 전체로 넓어졌으니 말이다. 그 과정에서 처음으로 학술지에 논문[**]을 게재하여 우수 논문상을 받고, 보건대학원협의회 종합학술대회 논문 포스터 발표에서 장려로 선정되는 등 연구자로서 가능성을 확인하며 새로운 여정을 시작할 수 있었다.

---

[*] 서용하. (2023). 노인 당뇨병 환자의 체력과 인지기능의 관련성 (석사학위논문, 서울시립대학교 도시보건대학원). 서울.

[**] 서용하, 현승재, & 박상신. (2020). 중고령자의 규칙적인 운동 실천과 관련된 요인. 보건교육건강증진학회지, 37(5), 23-35.

예방의학 박사에
도전하다

신체활동 역학에 대한 관심

제도권 학위 공부의 정점에 박사가 있다. 체육학(선수트레이닝)으로 석사를, 보건학으로 두 번째 석사를 마친 나는 둘을 융합시키고 싶었다. 체육학 분야의 연구는 주로 운동 중재 연구가 주를 이룬다. 대상자에게 어떠한 운동을 얼마큼 시켰더니 어떠한 효과가 있더라는 효과성 검증 연구들이다.

보건학은 이와 달리 인구집단의 건강 상태를 분석하고 건강 문제를 예방하며 건강형평성을 추구하는 데 초점을 맞춘다. 보건학의 세부 학문은 크게 역학, 보건정책, 환경보건 등의 영역으로 나뉜다. 그중 나는 체육학의 신체활동을 보건학의 역학(疫學, Epidemiology)과 연결해 보기로 했다.

우리나라에는 3종류의 역학이 있다고 한다. 첫 번째 역학(力學)은 힘에 대해서 다루는 학문이다. 공대생들이 주로 공부하는 과목들이 이에 해당하며, 체육학에도 인체의 움직임과 힘을 다루는 생체역학(Biomechanics)이 있다. 두 번째 역학(易學)은 성리학의 주요 경전인 사서삼경 중 삼경에 해당하는 주역을 가리키는 말이다. 쉽게 말해서 사주명리학에 해당한다. 세 번째 역학(疫學)이 바로 내가 공부하고자 하는 학문으로 코로나 19 시기에 유명해진 의학의 한 갈래이자 기초의학 중 하나이다.

역학(疫學)은 인구집단을 대상으로 질병의 분포를 파악하여 원인을 찾고자 하는 학문이다. 코로나 감염의 역학 조사가 코로나 발원지가 어디인지 추적해 가는 것처럼, 역학이란 질병을 발생시키는 다양한 요인이 무엇인지를 구명한다. 만성질환 시대에 생활습관의 중요성은 이미 오래전부터 강조되어 왔기에, 나는 만성질환과 신체활동의 관계 및 신체활동이 만성질환에 미치는 영향에 관해 연구하고 싶었다. 이것이 바로 '신체활동 역학'이다.

안타깝게도 우리나라에 신체활동 역학을 전문으로 연구하는 연구자는 많지 않아 보인다. 국내 연구자가 집필한 교과서는 아예 존재하지도 않는다. 그나마 번역서[*]가 한 권 있을 뿐이다. 《신체활동과 공중보건》이라는 책은 있지만, 번역서인 데다 공중보건 관점에서 신체활동의 효

---

[*] 신체활동 연구에서의 역학적 방법, I-Min Lee 외 저, 소위영, 유병욱 번역, 형설출판사(2015).

1부 건강운동관리사를 향한 여정

과와 신체활동 증진 전략을 다룬 책으로, 내가 아는 범위 내에서 신체활
동에 관한 역학서는 소개한 번역서가 유일하다.

이 글을 읽는 고교생이나 체대 전공생 중에 신체활동 역학에 관심을
가지게 되었으면 하는 바람이다. 《Physical activity epidemiology》(신
체활동 역학)란 제목으로 소개된 해외 서적은 벌써 20년 전부터 출간되어
판을 거듭하고 있으니 학문의 격차를 실감한다.

의대에서 예방의학을 공부하다

고민 끝에 의대에서 기초의학의 하나인 예방의학을 공부하기로 결정
했다. 예방의학의 세부 전공에 역학이 있기 때문이었다. 예방의학은 말
그대로 예방을 위한 의학이라고 볼 수 있는데 세부 전공으로 역학, 의료
관리, 환경의학을 담고 있다. 역학이 앞서 설명한 대로 질병의 결정요인
을 탐구한다면 의료관리는 질병 관리를 위한 효과적인 정책을 개발한다
고 간단히 정리할 수 있겠다. 환경의학은 우리 주변 환경이 우리 건강에
미치는 영향을 연구하는 분야이다.

나는 세 가지의 세부 전공 중 역학과 의료관리에 관심이 많았다. 역학
적 방법을 통해 신체활동과 질병과의 관계를 밝히고, 그 결과를 정책으
로 연결하고 싶었기 때문이다. 그런 측면에서 예방의학은 훌륭한 선택이
었다. 게다가 신체활동이 질환에 미치는 영향 및 효과를 연구하려면 결
국 의학 공부가 바탕이 되어야 하기에 의대에서 박사 과정을 이수하는

것은 바람직하다고 판단했다. 의학적 이해가 충분치 않으면 연구의 논리 전개가 탄탄하지 못하고 연구방법론을 제대로 세울 수 없기 때문이다.

연구하고자 하는 질환으로는 암을 선택했다. 보건학을 공부하던 시절부터 관심 있게 보는 통계가 10대 사망 원인이었는데, 다른 질환은 증가세가 주춤하거나 때로는 내림세로 꺾이기도 하는데 유독 단 한 번도 꺾이거나 심지어 완만하지도 않고 매년 꾸준히 증가하는 질환이 바로 암이었기 때문이다.

운동을 통한 체력 관리가 암을 관리하는 열쇠

세계보건기구(WHO)는 암의 3분의 1은 예방할 수 있고, 3분의 1은 조기진단과 치료로 완치할 수 있으며, 나머지 3분의 1은 적절한 치료를 통해 암으로 인한 고통을 완화할 수 있다고 말한다. 더불어 암 예방과 치료, 재발 방지를 위해 신체활동을 필수적이고 중요한 활동으로 권장하고 있다. WHO에서 암 정복이 가능하다고 하고 암 정복에 있어 신체활동이 중요한 기능을 한다면 체육 전공자로서 암을 연구 주제로 다루는 것은 의미 있는 선택이라고 생각한다.

흥미로운 연구 결과가 하나 있다. 항암화학요법*을 시작한 암 환자

---

* 수술, 방사능 치료와 함께 암을 치료하기 위한 3대 표준치료라고 하며 항암치료라고 짧게 부른다. 항암치료에 들어가면 대개 탈모 현상이 발생한다.

그룹을 저항성 운동그룹, 유산소성 운동그룹, 대조군으로 무작위 배정하여 비교한 결과, 운동그룹이 항암화학요법 치료 완료율이 높은 것으로 나타났다(저항성−유산소성 운동 순).[1] 특히 '치료 완료율'이란 말이 눈에 띈다. 운동의 형태도 영향을 주지만 체력 수준이 높은 사람이 치료를 잘 받게 되어 결국 암도 잘 이겨 낼 수 있다는 말이 된다.

서울대학교 암병원의 〈암 수술 후 빠른 회복을 위한 준비 방법〉 자료에 따르면, 암 진단 후 수술 전 사전재활을 한 사람이 그렇지 않은 사람보다 수술 후 건강 상태가 훨씬 좋다고 보고하고 있다. 종합해 보면, 암 치료 전후에 운동을 통한 체력 관리가 암을 이겨 내는 열쇠가 된다는 말이다.

그림 4. 사전재활을 하는 경우와 하지 않는 경우의 수술 전후 건강 상태 비교

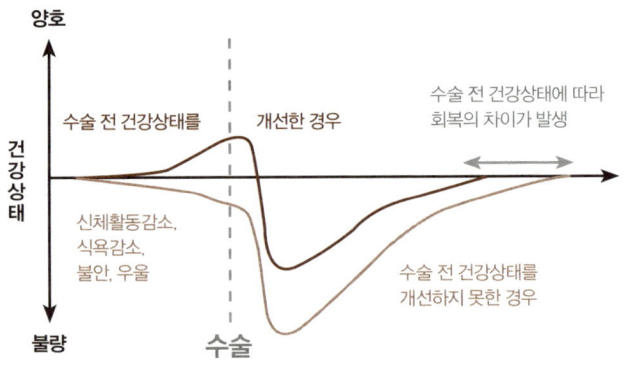

암은 누구에게나 찾아올 수 있는 만성질환이다. 2020년 국립암센터 자료에 의하면 기대수명까지 생존 시 암 발생 확률이 남자는 39.0%(5명 중 2명), 여자는 33.9%(3명 중 1명)이다. 암 발생과 만성질환의 상관관계

를 보면 암 경험자가 일반인보다 더 높은 만성질환 발생률을 보이고, 역으로 만성질환을 가지고 있는 사람들이 암 발생률도 높다.

결국 이 말은 암 발생 전 비만, 고혈압, 당뇨병 등의 만성질환 예방에 힘을 쏟아야 하며, 암 발생 후에는 이와 같은 기저질환 관리를 적극적으로 해야 한다는 것을 의미한다. 그런데 거의 대부분의 만성질환은 적절한 신체활동이 예방과 관리에 중요한 역할을 한다.

그렇다면 체육 전공자들이 할 일은 분명해진다. 암과 신체활동과의 관계를 연구하고 다양한 만성질환을 이해하고 관리할 수 있는 역량을 갖추는 것이다.

마침내 건강운동관리사를 취득하다

2018년, 건강운동관리사 시험 첫 도전

건강운동관리사는 난도 높은 시험으로 유명하다. 높은 난도 못지않게 시험의 모든 과정을 통과하는 것도 만만치 않은 시험이기도 하다. 8과목의 필기시험에 합격한 후에는 3과목의 구술·실기 시험이 기다리고 있으며 이를 통과하면, 120시간의 일반 수업과 80시간의 현장 실습으로 구성된 연수까지 완료해야 하기 때문이다.

나 또한 삼성트레이닝센터에 근무할 때까지 연수를 받을 수 없어 응시조차 하지 못했다. 2017년도에 퇴사를 하고 나서야 2018년도에 처음으로 건강운동관리사 필기시험에 응시할 수 있었다. 그런데 하필 2018년도였다. 이렇게 말하는 까닭은 그해 합격률이 3.0%(1,580명 지원, 48명 합격)였기 때문이다. 이 합격률은 역대 건강운동관리사 시험 중 가장 낮

044　　　　　　　　　　　　　　　　　나는 대한민국 건강운동관리사다

은 합격률이었고, 아마 모든 국가시험을 망라해 가장 낮은 합격률이지 않을까 싶다.

2018년도 건강운동관리사 필기시험은 난이도 조정에 철저하게 실패한 국가시험이다. 더 나아가, 국가가 건강운동관리사를 어떻게 양성하고 활용할 것이냐는 비전이 전혀 없음을 드러낸 사건이었다고도 볼 수 있다. 한 해 50명도 안 되는 운동 전문가(국가가 양성하는 운동 전문가는 건강운동관리사가 유일하다)로 어떻게 운동을 통한 국민 건강 증진을 기대할 수 있다는 말인가. 비교가 과장되지만, 의사나 간호사의 한 해 배출 인원을 이렇게 관리할 수 있겠냐는 말이다.

물론 합격한 사람이 있으니, 공부가 부족해서가 아니냐는 핀잔을 들을 수도 있다. 솔직히 처음 응시할 때는 과락의 기준인 40점을 넘기고 평균 60점만 넘기면 된다는 식으로 조금은 안일하게 생각했던 것 같다. 석사 학위까지 마쳤고 10년 이상의 현장 경험도 있었기에 어느 정도만 공부하면 무난히 통과할 것이라는 교만함도 섞여 있었던 것 같다.

시험지를 받아 보고서는 요샛말로 완전히 멘붕이 왔다. '이 정도 깊이까지 건강운동관리사가 알아야 한다는 말인가?'라는 말이 머릿속에서 맴돌았다. 비록 불합격하였지만, 소기의 성과도 있었다. 첫 시험을 준비하는 과정에서 8과목이나 되는 과목을 통해 운동처방에 관한 지식과 기술을 입체적이고 체계적으로 정리할 수 있었기 때문이다. 이런 차원에서 후배나 제자들에게 건강운동관리사 시험에 응시하여 역량을 강화하고 미래를 준비하라고 강하게 권한다.

합격률을 높이는 스터디 노하우

2018년도에 고배를 마신 후 2019년도에는 시험에 응시하지 않았다. 시험에 대한 불신이 크게 작용했기 때문이다. 하지만 언젠가는 치러야 하는 시험이었고 무엇보다 건강운동관리사협회에서 임원으로 활동하려면 정관상 건강운동관리사가 되어야 했다. 그래서 2020년도에 응시할 때는 합격 가능성을 높이기 위해 스터디 그룹을 조직하여 준비했다.

이렇게 내가 시험을 준비하는 과정을 소개하는 까닭은 후배들도 이런 방법을 활용하여 시험에 대비했으면 하는 바람 때문이다. 많은 일이 그렇듯 혼자서는 성공 확률이 높지 않다. 그래서 팀을 만들고 조직을 구성하는 것 아니겠는가. 공부도 혼자 하는 것 같지만 함께하는 환경 조건을 만드는 것이 혼자하는 공부의 효율을 높인다.

내가 했던 스터디 방식의 핵심은 두 가지였다. 하나는 기출문제 해설집 만들기이고, 다른 하나는 예상 문제지 만들기이다. 기출문제 해설집은 문제와 지문에 대해 풍부한 해설을 다는 데서 시작해 오답이 되는 이유까지 추가하는 방식을 채택했다. 품이 많이 들지만 하다 보면 기출문제 간에 혹은 유사 과목 간에 겹치는 부분들이 있음을 발견하게 되고, 출제자의 의도와 중요하게 다뤄지는 지식을 간파할 수 있게 된다. 품이 많이 드는 수고는 스터디 구성원의 수를 적절하게 조절하면 해결할 수 있다.

이렇게 기출문제 해설집을 충실하게 만들다 보면 예상 문제지를 만드는 수준에 이를 수 있게 된다. 스터디 구성원들 간에 예상 문제를 교환하면서 문제를 풀다 보면 합격에 근접해 가고 있음을 느끼게 된다.

이와 더불어 수험서에 있는 모의고사를 풀고 나만의 요약 노트 혹은 암기장을 만들어 준비한다면 2018년도처럼 국가가 난이도 조정에 실패하지 않는 이상 충분히 합격할 수 있을 것이라 믿는다. 준비하는 기간에 대한 질문도 종종 받는데 기본적인 지식수준과 공부하는 습관에 따라 개인차가 있을 수 있으나, 체육대학 교과과정을 충실히 이수한 응시자라면 주중에는 하루에 최소 2시간, 주말에는 하루 4시간 정도 할애하여 짧게는 3개월, 길게는 6개월 정도 준비하면 합격할 수 있으리라 생각한다.

사실 나는 국가가 오직 하나밖에 없는 운동 전문가(스포츠지도사와는 다른) 자격시험 문제를 이렇게까지 어렵게 내는 이유를 납득하기 어렵다. 시행 기관에 여러 차례 건의와 항의를 할 때는 시정하겠다고 말하지만 바뀌는 것 없이 오히려 문제를 가중시키고 있어 불만이 많다. 이 문제는 4부에서 좀 더 구체적으로 다루겠지만, 건강 관리의 양대 축이라 할 수 있는 영양 관련 전문가인 영양사 시험 합격률이 70%대(한해 평균 4~5천 명 배출)인 것을 보면 많은 생각을 하게 한다.

이와 같은 스터디 방법으로 결국 2020년에 필기시험에 합격하였고 당시 하고 있던 일로 인하여 바로 연수를 받지 못하고 이듬해에 연수를 받아 마침내 건강운동관리사를 취득하게 되었다. 1급 생활체육지도자(운동처방) 시절부터 꿈을 키워 온 시간을 계산한다면 참으로 길고 긴 여정이다.

나 는 대 한 민 국 건 강 운 동 관 리 사 다

2부

대한민국
이라는

거대한 병동

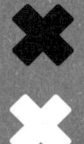

한국인의 건강을
좌우하는 요인들

건강을 결정짓는 요인들

건강을 결정짓는 요인을 한마디로 규정하는 것은 그리 간단한 일이 아니다. Dahlgren & Whitehead 모델과 같이 개인을 둘러싼 요인들이 다층적이면서도 유기적으로 연결되어 있기 때문이다. 이 모델의 가장 가운데 자리하고 있는 요소는 연령, 성별, 유전적 소인과 같은 바꿀 수 없는 수정 불가능한 요인이다. 가장 가운데 있어서 건강에 가장 큰 영향력이 있는 듯하지만 O'Donell(1988)의 보고에 따르면 유전적 요인은 20% 정도의 기여비율을 나타내고 있을 뿐이다. 우리가 굳건하게 믿고 있는 보건의료의 비중은 8%에 지나지 않으며, 환경적 요인 또한 유전적 요인과 동일하게 20% 정도 건강에 기여한다. 오히려 흡연, 음주, 식사, 운동과 같은 생활습관 요인이 52%로 가장 큰 기여비율을 차지한다.

그림 5. Dahlgren & Whitehead 모델

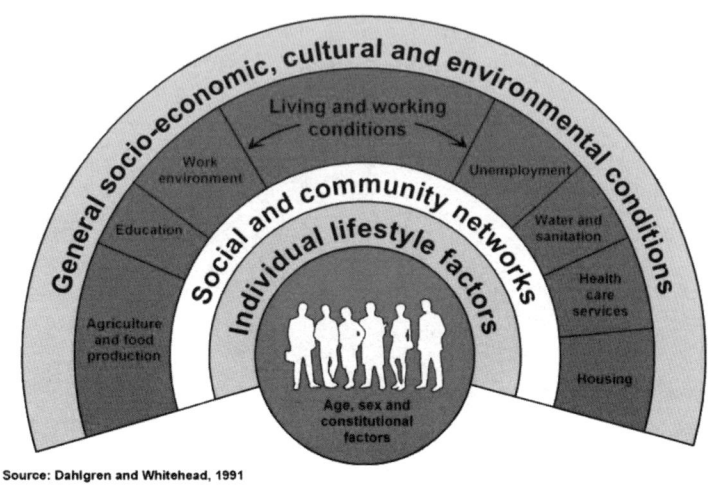

Source: Dahlgren and Whitehead, 1991

물론 코로나 19와 같은 감염병 팬데믹 상황에서는 보건의료 시스템의 역할이 절대적이지만, 여러 연구에 따르면 생활습관 요인은 코로나 19 감염률이나 감염 후 회복 기간에도 큰 영향을 미치는 것으로 나타났다.[2] 건강한 생활습관을 유지하고 있는 사람들이 코로나에 덜 걸리고 감염 후 회복도 빠르다는 말이다. 골다공증과 같은 여성 특이적 질환의 경우에도 생활습관 관리에 따라 발현 정도나 시기에 차이를 보일 수 있다. 이는 후성유전학의 주요 연구 주제이기도 하다.

건강결정요인별 기여비율은 한국인의 건강결정요인에서도 동일한 양상으로 나타난다. 개별 요인에 따른 기여도의 순위를 보면 생활습관 요인이 상위를 차지하고 있다. 이 중 운동 부족이 4위에 올라와 있는 것에 주목할 필요가 있다.

2부 대한민국이라는 거대한 병동

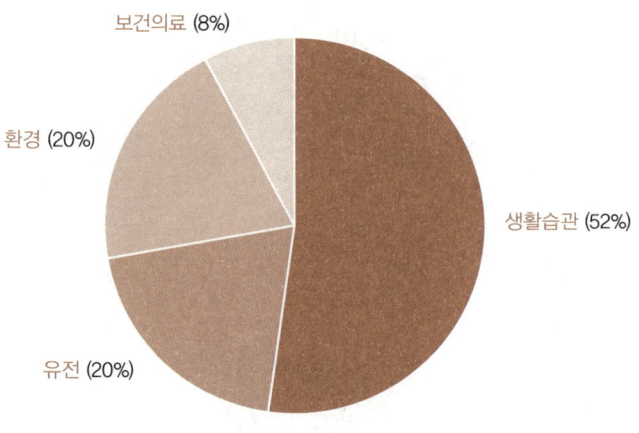

그림 6. 건강결정요인별 기여비율

표 1. 우리나라 국민의 건강결정요인 분석(정영호, 2006)

순위	건강위험요인	비용 (단위 : 천 원)	기여도
1	흡연	2,967,554,345	9.12%
2	음주	2,791,697,035	8.58%
3	체중(과체중&비만)	2,161,851,204	6.63%
4	운동부족(신체비활동)	1,221,318,398	3.75%
5	대기오염	723,184660	3.59%
6	고혈압	120,064,293	2.22%
7	영양	120,064,293	0.37%
8	고콜레스테롤	77,166,372	0.24%

나는 대한민국 건강운동관리사다

신체활동 부족이 건강에 미치는 영향

신체활동 부족이 건강에 미치는 영향이 한국인에게만 나타나는 현상은 아니다. 20년간(1990~2010) 미국의 질병부담(Burden of disease) 요인을 분석한 자료에 따르면 '비신체활동'과 '낮은 신체활동'이 조기 사망에 영향을 주는 주요 위험 요인으로 나타났다.[3] 또한 세계보건기구 역시 불충분한 신체활동을 비감염성 질환(noncommunicable diseases, NCDs)* 으로 인한 사망의 위험 요인 중 하나로 지목하고 있다.[4]

그림 7. 비감염성 질환으로 인한 사망 위험 요인(WHO)

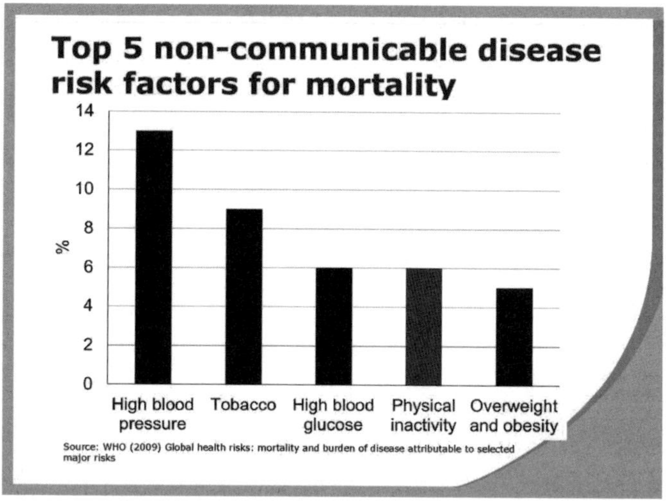

---

* 전염성 병원체에 의해 유발되지 않는 질병을 의미하며, 일반적으로 암, 심뇌혈관질환, 당뇨병과 같이 오랜 시간 천천히 진행되는 만성질환을 일컫는다.

2부 대한민국이라는 거대한 병동

안타깝게도 우리나라 역시 충분한 신체활동을 하지 않고 있다. 여기서 충분한 신체활동이란, WHO가 정한 신체활동 권장량을 뜻한다. 성인을 기준으로 신체활동 권장량은 크게 유산소 신체활동과 저항 운동으로 구분되는데 유산소 신체활동은 중강도로 일주일에 150분에서 300분, 저항 운동은 신체 주요 근육군을 중강도로 연속되지 않게 일주일에 이틀 이상 실천하도록 권고하고 있다. 이를 기준으로 우리나라 성인의 신체활동 실천율을 살펴보면 유산소 신체활동의 경우 50% 정도이며, 저항 운동은 30%가 채 되지 않는다. 두 가지 신체활동을 모두 실천하는 비율은 20% 이하로 떨어진다.[5]

이런 결과는 한국인의 건강 상태에 그대로 반영된다. 낮은 신체 활동과 연관성 있는 다른 건강생활 실천 요인(흡연, 음주, 체중 등)들이 상호작용하면서 영향을 주고 있는 것이다. 그렇다면 한국인들이 어떤 원인으로 사망하는지 살펴보자.

10대 사망 원인: 우리의 생명을 앗아 가는 주범들

암과 치매

우리나라 통계청은 매년 사망 원인 통계를 발표한다. 사망 원인 통계는 세계보건기구의 사인분류 지침에 따라 전국의 행정기관에서 접수된 사망진단서를 토대로 작성된다. 매년 60여 쪽 분량의 사망 원인 통계 보고서 내용 중 가장 관심을 끄는 항목은 바로 10대 사망 원인과 사망률의 추이다.

주요 사망 원인별 사망률 추이에서 이제는 종식된 코로나 19를 제외하면 평상시의 대한민국 국민의 주요 사망 원인과 그 추이를 확연하게 알 수 있다. 1위인 악성신생물(암)은 사망 원인 통계가 시작된 1983년 이래로 2022년까지 40년간 단 한 번도 1위 자리를 놓치지 않은 부동의 사망 원인이다. 사망자의 22.4%가 암으로 사망하였는데, 9.1%의 구성

2부 대한민국이라는 거대한 병동

그림 8. 주요 사망 원인별 사망률 추이(2012~2022)

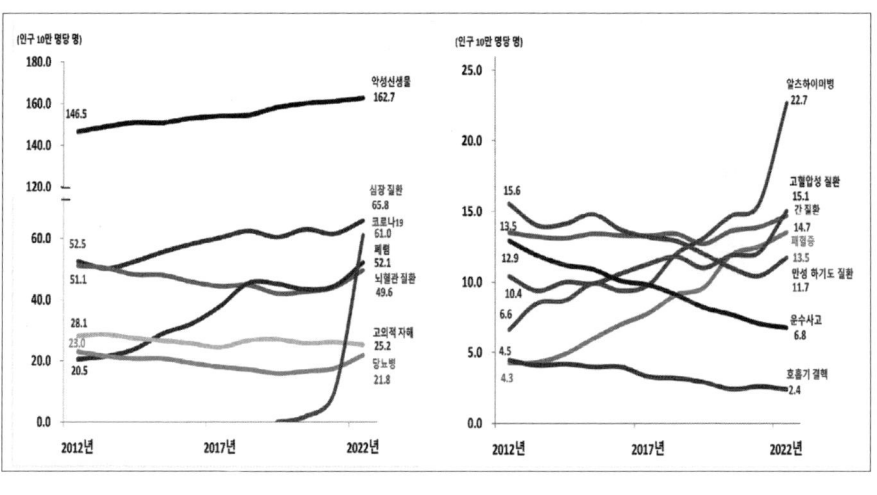

비를 차지하고 있는 2위 심장질환과 2배 넘는 큰 차이를 보인다.[6]

이는 그래프 간의 간격으로도 그 격차를 한눈에 알 수 있다. 연령별 사망 원인에서도 암은 1~9세 및 40세 이상에서 1위이고, 10대, 20대, 30대에서 2위인 것으로 나타나 대체로 암이 노화와 관련이 깊지만, 암의 종류에 따라 전 연령에서 발생하고 있다.

10년간 사망률 순위의 변화를 살펴보면 다행스럽게도 사망률이 감소한 사망 원인도 있지만 계속해서 증가하고 있는 사망 원인들도 눈에 띈다. 10년 전과 비교해 사망률이 가장 크게 증가한 사망 원인은 알츠하이머병(241.2%)이다. 최근 몇 년간 그 증가세가 더욱 가파르다. 알츠하이머병은 치매의 대표적인 원인 질환으로 10대 사망 원인에 처음 진입한 것은 2018년도이다. 이후 1년 만에 두 계단이 상승하여 7위로 올라서서

현재까지 이어지고 있다. 2025년 초고령사회*에 진입한 한국의 인구 구조를 감안하면, 알츠하이머병을 비롯한 각종 치매의 원인 질환으로 인한 사망은 계속 증가할 것으로 추정된다.

사망 원인 구성비

10대 사망 원인을 이해하기 쉽게 두 가지로 범주화하면 외인사와 질병사로 구분할 수 있다. 사망의 외인이라 하면 질병 외에 외부요인에 의한 사망으로 운수 및 추락, 익사, 화재, 중독 등 사고로 인한 사망과 자살 및 타살을 포함한다. 2022년 전체 사망 중 외인사는 7.2%를 차지하였다. 그렇다면 나머지 사망 원인은 모두 질환으로 인한 사망인 것이다 (질병사는 법률상 자연사에 해당한다). 사망 원인 구성비와 만성질환 구성비를 보면 구체적으로 알 수 있다.

코로나19를 비롯한 폐렴, 인플루엔자 등의 특정 감염성 질환 및 출생 전후기 사망과 모성 사망을 제외하면 전체 사망자의 74.3%가 암을 비롯한 각종 만성질환으로 사망하고 있다.[7] 가히 만성질환의 시대인 것이다. 여기서 만성질환이란 다른 말로 비감염성 질환(NCDs)이라 부르는데, 사람 간 전파되지 않고 서서히 진행되어 발병하며 장기간 앓게 되는 질환을 말한다.

---

* 전체 인구 중 65세 이상 인구가 차지하는 비율이 20% 이상인 사회를 말한다.

2부 대한민국이라는 거대한 병동

그림 9. 사망 원인 구성비(좌)와 만성질환 구성비(우)_2022

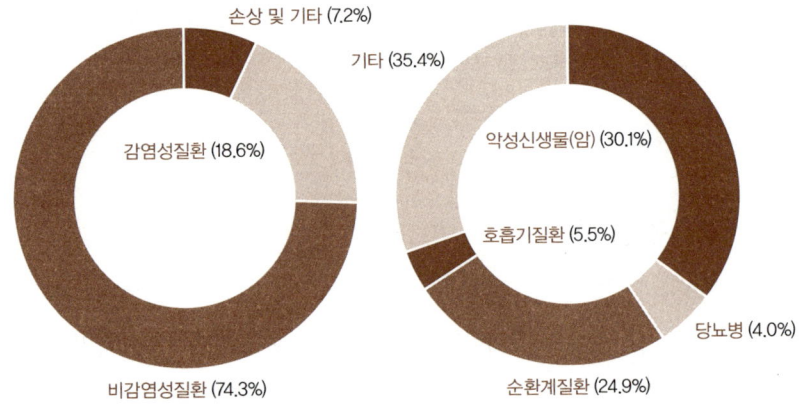

흔히 접하는 고혈압, 당뇨병이 대표적인 만성질환에 해당한다. 65세 이상 노인이 되면 거의 하나 이상의 만성질환을 앓고 있다. 건강수명* 과 삶의 질을 떨어뜨려 결국 우리를 죽음으로 몰아가는 만성질환 현황에 대해 구체적으로 살펴보도록 하자.

---

* 기대수명에서 질병 및 장애 기간을 제외한 수명.

만성질환이라는 쓰나미

만성질환으로 인한 유병 기간과 진료비

앞서 전체 사망자의 74.3%가 만성질환으로 사망하고 있는 것을 확인하였다. 만성질환이란 한번 발병하면 오랜 기간 치병하게 되는데, 그럼 대한민국 국민은 사망하기 전까지 얼마 동안 질병을 앓고 있을까?

2023년 기준으로 유병 기간은 10.4년으로 조사되었다. 즉, 10년 넘게 각종 만성질환을 앓다가 사망하는 것이다. 10.4년이라는 유병 기간은 기대수명*에서 질병이나 손상 없이 건강한 상태로 살 수 있는 수명을 뜻하는 건강수명을 뺀 기간이다.

---

* 특정 연도의 출생자가 향후 생존할 것으로 기대되는 평균 생존연수를 의미한다. 2023년 기준 한국인의 기대수명은 83.5세, 건강수명은 73.1세이다.

그러면 만성질환 진료비 지출은 얼마나 될까? 건강보험 진료비 구성비(2022)를 보면 전체 진료비 중 비감염성 질환(NCDs), 즉 만성질환에 의한 진료비 지출이 80.9%에 이르고 있다. 금액으로 따지면 83조 원이다. 2021년 한 해 국가 예산이 558조 원이었으니 14.5%에 해당하는 엄청난 금액이다.

그런데 이런 의료비 지출은 앞으로 더욱 늘어날 전망이다. 바로 노인 인구 증가 때문이다. 의료비 증가에는 여러 요인이 복합적으로 작용하지만, 노인 인구 증가는 의료 수요 증가의 가장 큰 요인이다. 노인 인구의 만성질환 유병률을 보면 이를 알 수 있다.

2023년 노인실태조사(3년마다 시행)를 보면 65세 이상 노인의 86.1%는 1개 이상의 만성질환을 앓고 있는 것으로 나타났다. 평균 2.2개의 만성질환을 보유하고 있으며, 3개 이상의 만성질환을 가지고 있는 노인은 35.9%에 이르렀다.[8] 2020년 조사에서는 3개 이상의 만성질환을 가지고 있는 노인이 27.8%로 조사된 것과 비교하면, 노인 건강이 갈수록 악화되고 있음을 알 수 있다. 노인의 만성질환 유병률이 획기적으로 감소하지 않는 이상 증가하는 노인 인구는 의료비 지출 증가의 결정적 요인으로 작용할 것이다.

노인 인구는 현재도 국가 의료비 지출의 큰 비중을 차지하고 있다. 2022년 기준 노인은 전체 진료비의 43.2%(45조 7천억 원)에 해당하는 비용을 지출했다. 노인 1인당 연평균 진료비는 535만 원으로 전체 국민 1인당 연평균 진료비 206만 원의 2.5배가 넘는다.[9] 2025년 초고령사회 진입에 이어 전체 인구의 30% 이상이 노인으로 구성될 것으로 전망되

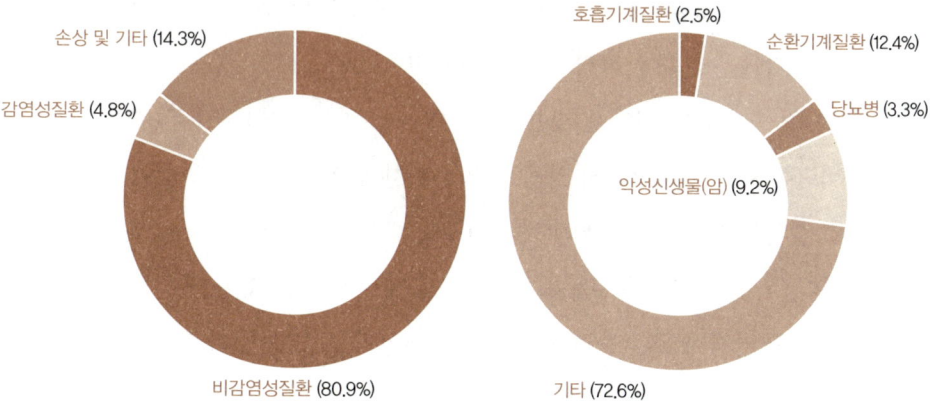

그림 10. **건강보험 진료비 구성비(2022)**

손상 및 기타 (14.3%)
감염성질환 (4.8%)
비감염성질환 (80.9%)

호흡기계질환 (2.5%)
순환기계질환 (12.4%)
당뇨병 (3.3%)
악성신생물(암) (9.2%)
기타 (72.6%)

는 2035년이 되면 고령자 건강보험료 지출이 123조 원(57조 원, 2025년)으로 크게 상승할 것으로 예측된다.[9-1] 실로 걱정되는 전망치다.

만병의 근원: 비만, 고혈압, 당뇨병

그런데 우리의 미래를 더욱 걱정하게 하는 것은 청소년과 성인의 건강 상태가 썩 좋지 않다는 데 있다. 청소년과 성인의 건강 상태가 좋지 않으면 그들이 노년기에 접어들었을 때의 건강 상태 역시 좋지 않을 것이기 때문이다.

우선 만병의 근원인 비만을 살펴보자. 대한비만학회가 2023년 발간한 비만 팩트시트를 보면 최근 10년간 성인 비만 유병률은 남녀 모두에

서 한 해도 거르지 않고 지속적인 상승세를 보였다. 특히 남자 성인의 비만 유병률은 2021년 기준 거의 절반에 이르고 있다. 소아·청소년의 비만 증가율은 더욱 가팔라서 2012년에 비해 2021년에 남아는 약 2.5배(10.4%→25.9%), 여아는 약 1.4배(8.8%→12.3%) 증가하였다.[10]

비만한 사람은 비만하지 않은 사람에 비해 만성질환 발생 위험이 높아 고혈압이 2.5~4배, 당뇨병이 5~13배, 관상동맥질환이 1.5~2배 증가한다.[11] 그 외 수면무호흡증과 같은 호흡계 질환, 과도한 체중으로 인한 각종 근골격계 질환 등의 다양한 신체 질환 및 우울증 등의 정신 질환을 동반하게 한다는 점을 상기한다면 대한민국의 미래 건강을 크게 걱정하지 않을 수 없다. 또한 비만은 만성염증을 일으켜 각종 암 발생을 증가시키는데, 지속적인 암 발생률 증가와 무관하지 않아 보인다.

다음으로 침묵의 살인자라고 불리는 고혈압을 보도록 하자. 조절되지

그림 11. 최근 10년간 비만 유병률

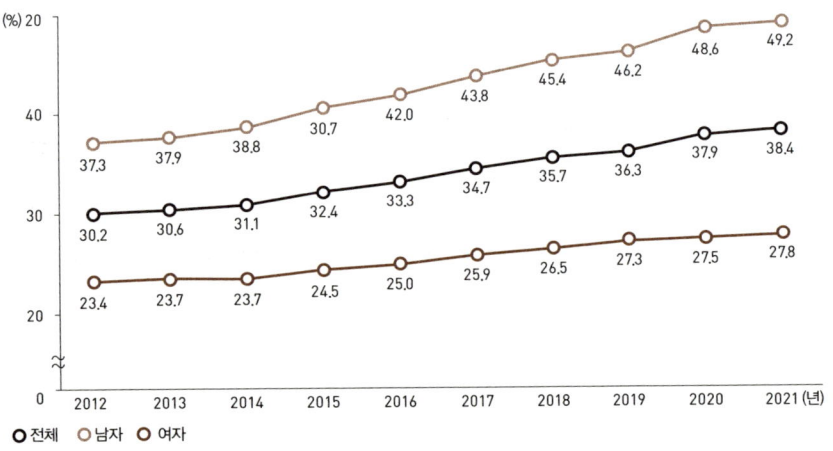

062　　　　　　　　　　　　　　　　나는 대한민국 건강운동관리사다

않은 높은 혈압은 협심증, 뇌졸중, 신부전, 고혈압성 망막증 등 각종 합병증을 일으키며, 혈압이 높아질수록 심혈관질환으로 인한 사망률이 비례적으로 증가해 수축기/이완기 혈압이 195/115인 경우 정상혈압에 비해 16배까지 이환 위험이 높아진다.[12] 이런 고혈압을 20세 이상 성인 인구의 28%(30세 이상 성인의 33%)가, 인구수로 보면 약 1,230만 명이 가지고 있다.[13] 이는 전체 국민의 약 4분의 1에 해당하는 숫자로, 단일상병 기준 가장 많은 진료비를 지출하는 만성질환(4조 3천억 원, 2022)이니 가히 국민 질병이라 불릴 만하다.

마지막으로 당뇨병을 살펴보자. 당뇨병은 코로나 19나 폐렴과 같은 감염성 질환과 자살을 제외하면 10대 사망 원인 중 4위에 해당할 만큼 높은 사망률을 보이는 만성질환이다(같은 기준으로 고혈압성 질환은 사망 원인 6위다). 그뿐만 아니라 당뇨병은 장애보정손실연수(DALY)[*]로 측정한 질병부담에서 남자 1위, 여자 2위에 해당하는 만성질환으로,[14] 이는 당뇨병으로 인한 조기 사망과 더불어 당뇨병 및 당뇨병의 합병증으로 인해 사람들이 건강한 삶의 손실 기간이 길다는 것을 의미한다.

유병률을 살펴보면 2020년 기준 30세 이상 성인 6명 중 1명(16.7%)이 당뇨병을 가지고 있으며, 숫자로 환산하면 526만 명에 해당한다. 고혈압과 비교해 그 숫자가 작은 듯하지만 당뇨병 전단계까지 확대하면 그 인구는 1,497만 명으로 늘어난다.[15] 당뇨병 전단계까지 유병 인구를 확

---

[*] 조기사망이나 상병 및 장애로 인한 건강한 삶의 손실(DALY, Disability-Adjusted Life Years). 1 DALY는 조기 사망이나 상병 및 장애로 인해 손실되는 건강한 삶이 1년이라는 의미를 가지며, DALY가 크면 클수록 이상적인 건강 수준과는 격차가 큰 것을 의미한다.

대하는 이유는 많은 관찰 연구에서 당뇨병 전단계에서 당뇨병으로의 이행되는 비율이 높은 까닭이다(연구에 따라 대부분 이행되는 결과도 있음). 전국민의 약 30%가 당뇨병이거나 잠정적 당뇨병 환자라는 사실은, 우리 사회가 당뇨병을 국가적 보건 문제로서 인식해야 함을 보여 준다.

그림 12. 질병부담(DALY) 10대 만성질환

Table 2. DALYs per 100,000 population by gender and level 3 and 4 disease groups in Korea, 2015

Rank	Men	DALYs[a]	Women	DALYs[a]
1	Diabetes mellitus	2,841	Low back pain	3,202
2	Low back pain	2,140	Diabetes mellitus	2,048
3	Ischemic heart disease	1,481	Osteoarthritis	1,763
4	COPD	1,281	COPD	1,460
5	Cirrhosis of the liver	1,180	Ischemic stroke	999
6	Ischemic stroke	1,129	Alzheimer's disease and other dementias	955
7	Falls	953	Ischemic heart disease	892
8	Benign prostatic hyperplasia	780	Major depressive disorders	748
9	Motorized vehicle with three or more wheels	680	Falls	747
10	Self-harm	664	Tubulointerstitial nephritis, pyelonephritis, and urinary tract infections	600

이상으로 전체 사망자 중 만성질환자의 비중과 의료비 지출, 대표적인 만성질환의 유병률 등을 살펴보았다. 노인 인구의 증가가 만성질환 증가로 이어지면서 장차 대한민국이 거대한 병동이 될 것만 같다. 그런데 여기서 한 가지 빠진 것이 있다. 바로 근골격계 질환이다. 근골격계 질환까지 추가하면 이 말은 정말 사실로 다가올 것이다.

국민의 3분의 1이 고통받는 근골격계 질환

악순환을 만드는 근골격계 질환

2021년 한 신문 기사를 읽고 나는 눈이 휘둥그레졌다. 기사 제목은 "국민 3명 중 1명 근골격계 질환. VDT 증후군 등 주의"였는데, 국민 3명 중 1명이 근골격계 질환으로 진료를 받고 있다는 사실을 다루고 있었다. 이어서 확인한 기사의 원문인 건강보험심사평가원의 보도 자료는 우리나라 국민의 병원 방문 목적에 대해 꽤 상세한 정보를 담고 있었다.[16]

나 스스로 근골격계 질환으로 인해 좋아하는 스포츠 활동을 중단한 경험이 있고, 그것이 하나의 계기가 되어 스포츠의학을 전공으로 선택했기 때문에 내용에 대해 더욱 관심이 갔다. 관심이 갔던 또 다른 이유는 만연된 근골격계 질환이 혹시 운동 실천의 주요 장애요인이 될 수도

있겠다는 추측 때문이었다.

만성질환은 운동을 포함한 여러 생활습관 개선을 통해 다스려야 하는데, 근골격계 문제가 있으면 이로 인해 운동에 제약을 받아 만성질환 관리가 더욱 어렵게 된다. 무릎이 안 좋다면 널리 권장되는 걷기조차 어렵게 되기 때문이다. 아파서 운동을 못 하게 되니 만성질환 상태가 더 안 좋아지게 된다. 설상가상이자 악순환이다.

표 2. 2019년 근골격계 질환 다빈도 진료 현황

순위		질병 명칭	수진자 수	전체 대비 비율	1인당 진료비
1	M54	등통증 (경추통, 요통 등 포함)	530	30.1	152,930
2	M17	무릎관절증	294	16.7	494,709
3	M79	달리 분류되지 않은 기타 연조직장애(근막통증증후군 등 포함)	294	16.7	63,622
4	M75	어깨병변 (오십견, 회전근개증후군 등 포함)	234	13.3	271,450
5	M51	기타 추간판장애 (허리디스크)	202	11.5	351,774

전체적인 근골격계 다빈도 질환을 살펴보면, 2위인 무릎관절증이 가장 먼저 눈에 들어온다. 무릎에 문제가 있다면 일단 보행에 지장을 받을 것이다. 일상의 걷기에도 지장을 받겠지만 계단 오르기와 빠른 걷기도 제한될 것이다. 그렇다면 걷기로 얻을 수 있는 운동 효과를 얻기가 어려워진다. 운동 양이나 강도를 높일 수 없기 때문이다.

목과 허리를 포함한 등 통증이 1위로 나타나 있는데, 5위인 추간판 장애를 더하면 척주(脊柱, vertebral column) 문제로 진료를 받은 비율이 무

려 41.6%에 이르게 된다. 질병부담(DALY)을 다시 살펴보면, 요통은 남녀 총합 5,342 DALY[*]로 2위인 당뇨병(4,889 DALY)보다 453 DALY 더 높다.

운동학(kinesiology)의 관점에서 척주는 몸의 기둥이고 사지에서 발생하는 힘을 전달하기 때문에 매우 중요한 기능을 담당한다. 따라서 허리를 포함한 척주에 문제가 있는 사람은 운동 수행이 떨어지고, 운동 시 잠재적 위험을 키울 가능성이 크다. 고혈압이나 당뇨병은 즉각적이고 일상적으로 질환자에게 고통을 주지는 않는다. 하지만 척주 질환은 일상에서 늘 통증을 느끼게 하고 수면까지 방해하여 삶의 질을 크게 떨어뜨린다.

VDT 증후군[**]에 관한 자료를 살펴보면, 스마트폰 회선 수의 증가와 함께 비례적으로 증가하는 것을 확인할 수 있다. 최근 10년간 진료받는 사람 수의 증가율이 높은 근골격계 질환을 보면 1위부터 4위가 모두 직

그림 13. 스마트폰 회선 수와 VDT 증후군 진료받는 사람 수의 관계

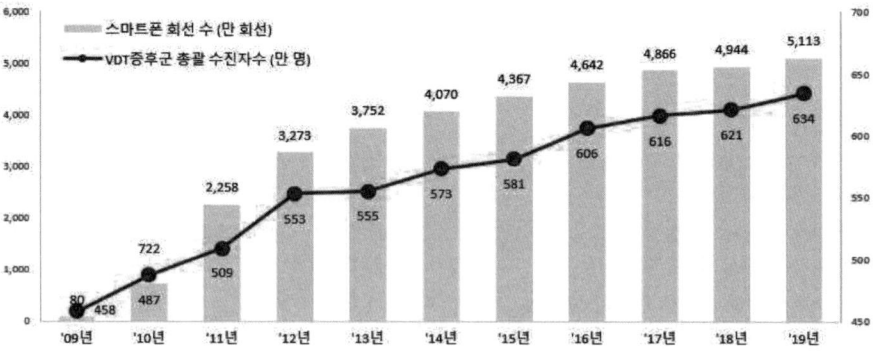

2부 대한민국이라는 거대한 병동

간접적으로 VDT 증후군과 관련이 있음을 알 수 있다. 전체 근골격계 질환 다빈도 진료 현황에서도 무릎관절증과 동일한 비율로 근막통증증후군[***]이 3위에 올라가 있음을 주목할 필요가 있다. 척주는 무너지고 보행은 어렵고 근육은 뭉쳐 있는 게 한국인의 몸 상태다.

암에 버금가는 근골격계 질환

2019년 기준 1인당 병원 평균 방문 횟수는 약 21.2회로 이 중 8.2회가 근골격계 질환으로 인한 내원이었다.[17] 총방문 횟수의 38.7%에 해당하는 숫자다. 건강보험 적용 대상자를 기준으로 환산하면 5,139만 명 중 1,761만 명이 근골격계 질환으로 내원하는데 이는 전체 인구의 34.3%에 해당한다.

달리 말하면 국민 3명 중 1명은 근골격계 질환으로 인해 병원에 가고, 병원에 가는 횟수 열 번 중 네 번 정도는 근골격계 질환 때문이라는 얘기다. 근골격계 질환 연간 총진료비는 7조 4,600억 원으로 7조 7,800억

---

* 5,342 DALY란, 10만 명이 10만 인년(한 사람이 1년을 살면 1 인년) 동안 5,342 인년의 건강한 삶이 손실되었다는 뜻이다.

** '영상표시단말기 작업으로 인한 관련 증상'을 뜻하는 용어로 경견완증후군 및 기타 근골격계 증상, 눈의 피로, 피부 증상, 정신신경계 증상을 포함한다.

*** 근육이나 근막(근육을 둘러싸고 있는 얇은 막)에 통증이 발생하는 질환으로 잘못된 자세, 과도한 근육 사용, 스트레스 등이 원인이 된다.

원인 암에 버금가는 수준이다.

직업성 근골격계 질환을 보면 상황은 퍽 심각해진다. 일례로 농업의 경우, 장시간 동일한 자세를 유지하며 반복적인 육체노동을 해야 하는 작업 특성상 농업인의 84.6%가 허리를 비롯한 각종 근골격계 질환으로 1년 동안 1일 이상 휴업을 한다(2020년 농촌진흥청). 기타 건설업이나 육체노동 종사자도 이와 크게 다르지 않을 것이다.

대한민국이라는 거대한 병동, 희망은 없을까?

2부에서는 한국인의 건강결정요인을 시작으로, 10대 사망 원인과 만성질환 및 근골격계 질환 현황을 살펴보았다. 종합해 보면, 대한민국 국민의 건강에 경고등이 들어온 것은 분명해 보인다. 인구 구조의 변화와 건강하지 않은 생활습관은 대한민국의 건강을 불안하게 한다.

증가하는 의료비는 큰 경제적 부담을 초래하고, 늘어 가는 질병 부담으로 삶의 질은 더욱 낮아지고 있다. 암의 위협은 꾸준히 증가하고, 노인 인구의 증가와 함께 가파르게 상승하는 치매는 개인적으로나 사회적으로 큰 부담이 되고 있다. 만병의 원인으로 지목받는 비만율은 꾸준히 증가하고 있고, 국민의 3분의 1은 근골격계 질환으로 일상에서 크고 작은 고통을 느끼며 살아가고 있다.

마치 대한민국이라는 거대한 병동에서 모두가 환자로 살아가고 있는 것만 같다. 하지만 희망은 있다. 적절한 신체활동을 실천하면 많은 질환

을 예방하고 개선할 수 있다. 그럼 3부에서는 신체활동이 질병에 어떤 영향을 미치는지 살펴보고, 건강한 사회로 나아갈 실질적인 방법을 모색해 보자.

3부

신체활동 시대,

건강운동 시대

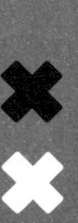

비슷한 듯 다른 신체활동, 운동, 스포츠, 체육

체육의 정의

신체활동, 운동, 스포츠, 체육은 문화적으로 혼용해서 사용하기도 하지만 학문적으로 법률적으로 명확히 구분되는 용어이다. 3부에서는 신체활동의 신체적 · 정신적 · 사회적 건강 효과를 중점적으로 다룬다. 이에 관해 살펴보기 전에, 먼저 유사하게 사용되는 신체활동, 운동, 스포츠, 체육의 차이를 알아 보도록 하자.

먼저 체육. '몸을 기른다'는 의미를 담고 있는 체육(體育)은 영어로 번역하면 'Physical Education'이다. 영어권에서 체육이 교육의 한 분야만을 지칭하는 것과 다르게 우리나라에서는 훨씬 폭넓게 사용되고 있다(개인적으로 가장 좋아하는 용어이기도 하다). 이는 다음 정의에서 확인할 수 있다.

「국민체육진흥법」 제2조(정의)에 따르면, "체육이란 운동경기 · 야외

운동 등 신체활동을 통하여 건전한 신체와 정신을 기르고 여가를 선용하는 것을 말한다."라고 명시되어 있다. 이 정의를 자세히 살펴보면 체육이란, 학교 교과목으로서뿐만 아니라 스포츠(운동경기), 운동, 신체활동 등을 모두 포괄하는 개념임을 알 수 있다. 그래서 우리나라에서 '체육'은 상황과 맥락에 따라 스포츠도 되고(체육 대회 vs. 스포츠 대회), 운동도 되며(체육복 vs. 운동복, 체육부 vs. 운동부), 신체활동도 되는(체육활동 vs. 신체활동) 것이다.

이런 까닭에 「국민체육진흥법」은 체육을 '전문체육'과 '생활체육'으로 조금 더 세분하고 있다. '전문체육'이란 선수들이 행하는 운동경기 활동을 말하며, '생활체육'이란 건강과 체력 증진을 위하여 행하는 자발적이고 일상적인 체육 활동을 말한다.

「국민체육진흥법」 제2조

- "체육"이란 운동경기 · 야외 운동 등 신체활동을 통하여 건전한 신체와 정신을 기르고 여가를 선용하는 것을 말한다.
- "전문체육"이란 선수들이 행하는 운동경기 활동을 말한다.
- "생활체육"이란 건강과 체력 증진을 위하여 행하는 자발적이고 일상적인 체육 활동을 말한다.

전문체육과 생활체육을 무 자르듯이 나눌 수는 없지만 편의상, 전문체육은 스포츠, 생활 체육은 운동으로 구분할 수 있겠다. 그럼 스포츠와 운동의 정의는 어떻게 될까?

3부 신체활동 시대, 건강운동 시대

스포츠와 운동의 정의

스포츠*란, 일정한 규칙에 따라 개인이나 단체끼리 속력, 지구력, 기능 따위를 겨루는 일이라 정의된다(표준국어대사전). 즉, 승부를 목적으로 행하는 운동경기로서 행하는 운동의 의미에, 경쟁과 놀이의 요소가 더해진 제도화된 신체활동이 스포츠다. 단순히 스포츠를 운동경기의 외래어라고 봐도 크게 틀리지 않는다. 그래서 규칙에 따라 점수를 매기고 순위를 정한다. 스포츠의 개념은 간단명료하다.

반면에 운동은 조금 까다롭고 생각해야 할 부분이 있다. 스포츠가 단순히 '이러이러한 행위가 스포츠다'라고 정의된다면, 운동의 정의는 행위의 목적과 프로그램 방향성까지 내포하고 있기 때문이다.

운동이란, 체력 개선 또는 유지를 목적으로 계획적, 구조적, 반복적으로 하는 신체활동의 한 종류이다(안타깝게도 우리나라 현행법에는 운동에 대한 정의가 없다).[18] 즉 운동이란, 체력 요소를 관리하기 위해 행하는 일련의 신체활동으로 정리할 수 있다. 여기서 눈여겨봐야 할 어구가 바로 '체력 구성 요소'이다. 말 그대로 체력은 여러 구성 요소들의 집합체다.

체력은 다시 건강 관련 체력과 기술 관련 체력으로 구분한다. 건강 관련 체력, 줄여서 '건강체력'은 심폐지구력·근력·근지구력·유연성·신체구성 등 다섯 가지로 구성되어 있고, 기술 관련 체력, 줄여서 '기술

---

* 「스포츠기본법」에서의 스포츠의 정의는 학문적으로 올바르지 않다. 자세한 내용은 4부에서 다룬다.

체력'은 민첩성·평형성·협응성·스피드·순발력·반응시간 등 여섯 가지 요소로 구성되어 있다. 건강체력 요소가 건강과의 관련성이 높은 체력 요소라면, 기술체력은 스포츠 기술 수행과 관련성이 높은 체력 요소가 되겠다. 기술체력을 운동체력이라고 부르기도 하는데, 개인적으로 스포츠체력이라고 부르는 편이 더 올바르다고 생각한다. 신체활동─운동─스포츠의 관계성에 혼란을 주기 때문이다.

그림 14. **건강체력(좌)과 기술체력(우)**

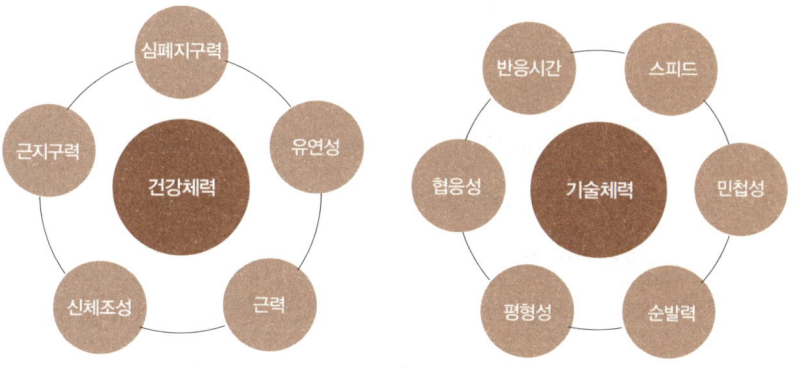

신체활동의 정의

마지막으로 신체활동을 살펴보자. 신체활동이란, 일상생활 중 신체의 근육을 활용하여 에너지를 소비하는 모든 활동으로 정의된다(「국민건강증진법」). 그래서 그림과 같이 신체활동의 안에 운동과 스포츠가 포함된다. 운동과 스포츠가 각기 다른 정의와 뚜렷한 목적성을 가지는 활동

그림 15. 체육 관련 용어의 도식

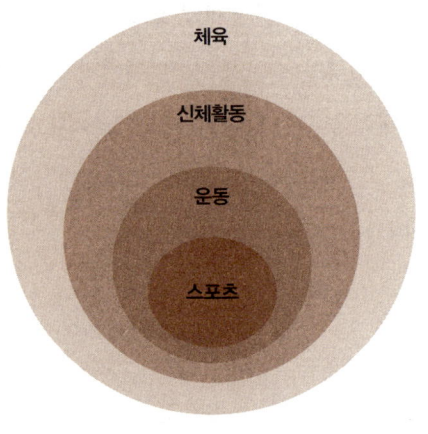

인 반면, 신체활동은 에너지를 소모하는 모든 신체의 움직임으로 굉장히 포괄적인 활동이다. 그래서 신체활동은 다시 4가지 유형으로 구분한다(직업형, 가사형, 이동형, 여가형).

각 유형에 대해 간단히 살펴보면, '직업형 신체활동'은 직업 활동에서 나타나는 신체활동을 말한다. 예를 들면, 택배와 같은 배달업 종사자와 사무직 노동자는 직업형 신체활동량이 크게 다를 것이다. 우리가 매일 하는 집안일도 하나의 독립된 신체활동 유형으로 '가사형 신체활동'이라고 부른다. 전업주부에게는 일상의 많은 부분이 가사형 신체활동으로 이루어질 것이다. '이동형 신체활동'은 장소 이동을 목적으로 행하는 신체활동을 말한다. 대표적으로 장소 이동 목적의 걷기와 자전거 타기가 이에 해당한다. 마지막으로 '여가형 신체활동'이 운동과 스포츠를 포함하는 활동이다.

그림 16. 신체활동의 4가지 유형

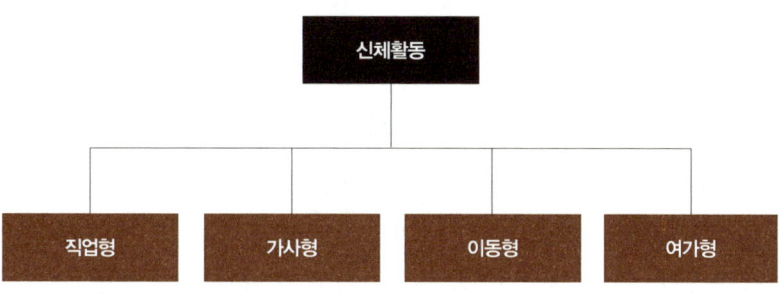

정리하면, 직업형은 직업 활동, 가사형은 가사 활동, 이동형은 목적지로의 이동, 여가형은 운동과 스포츠 활동이다. 이처럼 특정 시간에 집중적으로 하는 운동과 스포츠 같은 여가형 신체활동 외에 우리의 일상생활은 다양한 신체활동으로 이루어져 있음을 기억할 필요가 있다. 자는 시간과 앉아 있는 시간을 제외하면 일상은 이 네 가지 유형의 신체활동으로 이루어져 있다. 직업에 따라 혹은 생활 방식에 따라 특정 유형의 신체활동량에 차이가 있을 뿐이다.

이러한 신체활동 유형을 알아야 하는 까닭은, 생활 전반의 신체활동 패턴을 확인하고 신체활동량을 산출하여 이를 바탕으로 신체활동 실천 계획을 세울 수 있기 때문이다. 신체활동량 산출은 개인뿐 아니라 인구집단 전체를 대상으로도 할 수 있어 지역 및 집단 간(성별, 연령, 가구 형태 등)의 비교도 가능해진다. 이런 까닭에 신체활동의 개념은 지역사회 건강 증진 사업에서 더욱 중요하다.

체육, 스포츠, 운동, 신체활동의 공통 목적

우리는 이제까지 체육, 스포츠, 운동, 신체활동의 기본적인 개념을 차례로 확인하였다. 각각의 정의는 다르지만 행위의 주요 목적은 건강 증진에 있다. 실제로 매년 실시하는 「국민생활체육조사」를 보면, 생활체육 참여 목적 1위를 '건강 유지 및 체력 증진'으로 꼽고 있다.[19] 신체활동이 주는 폭넓은 건강상의 이득 때문이다. 그럼 신체활동이 건강에 어떤 효과를 주는지 구체적으로 살펴보도록 하자.

만병통치약에 가까운 신체활동

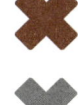

모든 질환의 예방과 관리를 위한 처방, 운동

운동처방의 교과서로 체육 전공생들에게 널리 읽히는 미국스포츠의학회의 《운동검사·운동처방 지침》을 보면 질환별 운동처방 지침이 소개되어 있다. 연관성 있는 질환들을 세 장(章)으로 묶었는데, 각각은 〈심장, 말초, 뇌혈관 및 폐질환자를 위한 운동처방〉, 〈대사성질환과 심혈관질환 위험인자를 가진 사람들을 위한 운동처방〉, 그리고 〈기타 만성질환과 건강 문제를 지닌 사람들을 위한 운동검사 및 처방〉이다.

수록된 질환들을 열거하면 심장질환, 뇌졸중, 폐질환, 당뇨병, 이상지질혈증, 고혈압, 대사증후군, 과체중과 비만, 관절염, 암, 뇌성마비, 섬유근육통, 인체면역결핍바이러스, 지적장애와 다운증후군, 신장질환, 다발성경화증, 골다공증, 파킨슨병, 척수 손상 등이다. 모두 운동을

3부 신체활동 시대, 건강운동 시대　　　　　**079**

통해 관리와 개선이 가능한 질환들이다.

이외에도 치매, 게실염, 녹내장, 전립선 비대증, 과민성 대장 증후군 등의 예방과 치료에 운동이 도움이 된다고 알려져 있으며, 월경통 및 월경전 증후군, 변비 등에도 운동이 효과가 있는 것으로 보고되어 있다. 근골격계 모든 부위의 손상 후 기능 회복에도 운동은 필수로 행해져야 한다. 운동재활 혹은 스포츠재활이 바로 그것이다.

이후에 설명할 심리적 · 사회적 효과까지 아우른다면 신체활동은 거의 만병통치약이라고 봐도 과언이 아니다. 효과 크기도 작지 않다. 구체적인 숫자를 제시하지 않아도 대표적인 질환의 예방과 관리를 위해 국가 기관이 제시한 생활 수칙에 운동이 빠지지 않는 것을 보면 그 효과성을 짐작할 수 있다.

그림 17-1. 각종 만성질환 예방을 위한 생활수칙 카드뉴스 (1)

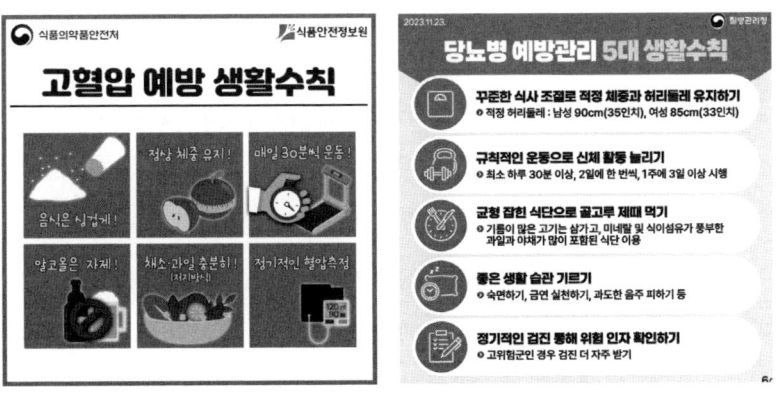

그림 17-2. 각종 만성질환 예방을 위한 생활수칙 카드뉴스 (2)

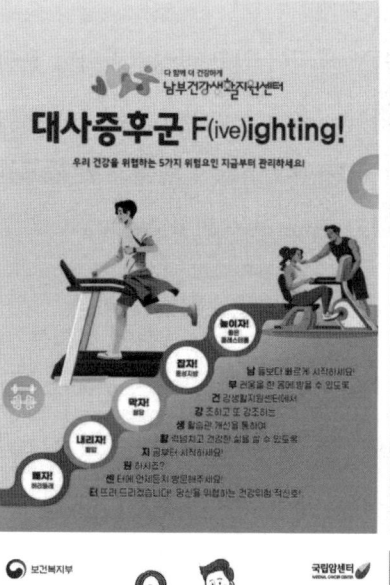

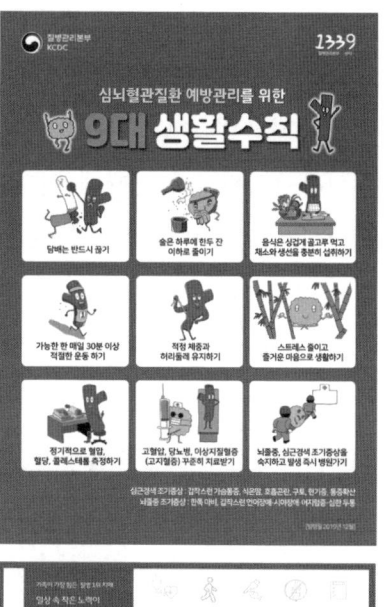

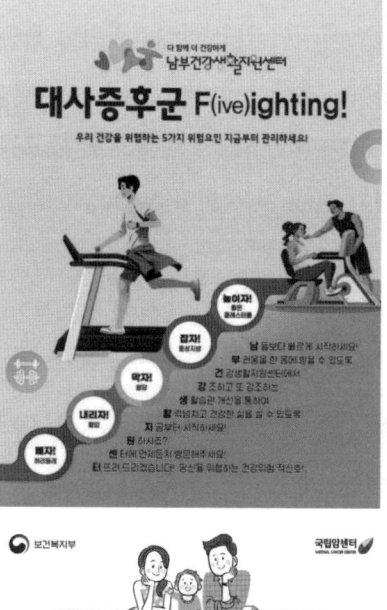

인체의 모든 계통을 동시에 강화하는 신체활동

운동처방 교과서에 다양한 질환이 수록되어 있고 만성질환마다 운동이 강조되고 있으니 개별적인 질환마다 고유한 운동이 별도로 존재하는 것처럼 생각될 수도 있겠다. 하지만 질환마다 별도의 운동을 할 필요는 없다. 고혈압을 위한 운동이 따로 있고, 당뇨병을 위한 운동이 따로 있는 것이 아니라는 말이다.

물론, 프로그램을 어떻게 구성하느냐에 따라 질환 개선에 미치는 효과가 달라질 수 있어서 질환의 특성을 고려해 운동 프로그램을 구성해야 한다. 개인의 신체적 특성과 체력 수준, 연령 및 성별, 병력 등도 개인 맞춤 운동을 설계하는 데 중요한 요소이다. 그러나 질환마다 별개의 약이 있는 것처럼 질환에 따른 고유의 운동법이 존재하는 것은 아니다. 이를 쉽게 설명해 주는 그림이 있다.

[그림 18]을 보면 대표적인 만성질환에 쓰이는 약들이 층층이 쌓

그림 18. 신체활동의 복합 알약 효과

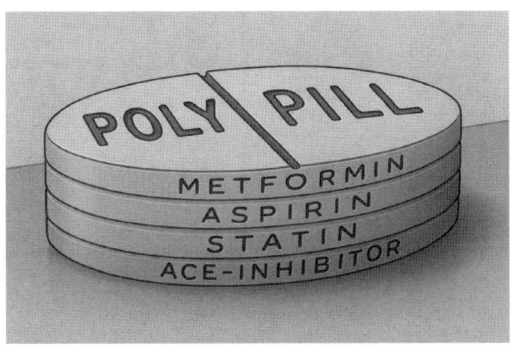

082　　　　　　　　　　　　　　　나는 대한민국 건강운동관리사다

여 하나의 복합 알약을 이루고 있다. 가장 위에 있는 메트포르민 (METFORMIN)은 당뇨병에, 아스피린(ASPIRIN)은 협심증 및 심근경색증과 같은 관상동맥질환에, 스타틴(STATIN)은 이상지질혈증에, ACE 억제제(ACE-INHIBITOR)는 고혈압에 처방되는 약들이다.

각각의 약들은 고유의 약물 기전이 있어 특정 질환에 작용한다. 그래서 메트포르민을 처방하면서 혈압이 떨어지리라고 기대하지 않고, 콜레스테롤 수치를 조절하기 위해 아스피린을 복용하지는 않는다. 당뇨병과 이상지질혈증이 있다면 메트포르민과 스타틴을 모두 처방받아 복용하는 것이 일반적이다. 당뇨병과 고혈압이 모두 있다면 혈당 및 혈압 조절과 합병증 관리를 위해 두 가지 이상의 약을 먹는다. 상식적이다. 하지만 신체활동은 약물과 달리 다기관적 효과를 가진다. 우리가 신체활동을 강조하는 이유가 바로 여기에 있다.

적절한 신체활동을 하게 되면 혈압 강하 효과는 물론이고 혈당도 떨어지고 골다공증도 예방하게 되는 것이다. 체중 감소는 물론이고 관절염도 개선된다. 어떻게 이런 효과가 발생하게 되는 것일까? 놀랍지 않은가! 신체활동이 질환에 어떻게 영향을 주는지 생리적 기전을 일일이 이해하는 것은 까다롭지만, 신체활동의 특성을 알면 질환마다 나타나는 효과의 원리를 큰 틀에서 이해할 수 있다.

바로 신체활동이 인체의 모든 계통에 동시다발적으로 자극을 주기 때문이다. 몸을 움직인다는 것은 일차적으로 근육계의 동원을 뜻한다. 근육계는 신경계의 명령에 따라 움직이고, 필요한 산소는 호흡계를 통해 공급받으며, 전달은 심장·혈관·혈액으로 구성된 순환계에서 이루어

3부 신체활동 시대, 건강운동 시대

진다. 영양소의 공급은 소화계에서 맡는다. 이렇듯 움직임은 여러 계통의 유기적인 협업이 있어야 가능해져 온몸의 기능을 활성화하게 된다. 이러한 활성화는 기능 유지와 발달로 이어진다. '사용하면 유지되고, 사용하지 않으면 퇴화한다'는 용불용설(Use and disuse theory)의 원리가 적용되는 것이다.

적절한 운동은 심장을 튼튼하게 하고, 근육을 키우며, 관절을 단단하게 하고, 신경 작용을 활발하게 하며, 소화 · 흡수까지 원활하게 한다는 말이다. 움직임이 '자극과 회복'의 과정을 촉진해 인체의 11개 계통(system)[*]

그림 19. 근육 호르몬, 마이오카인

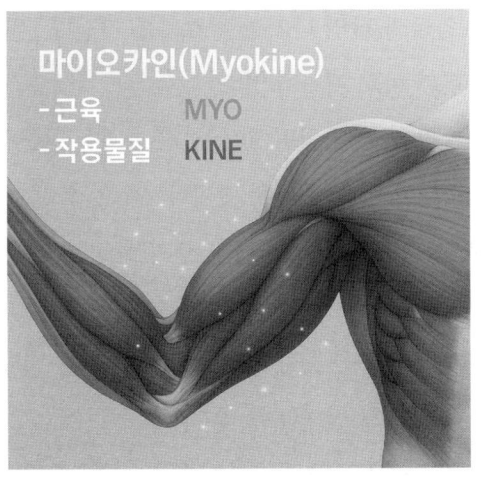

---

[*] 외피계, 근육계, 뼈대계, 신경계, 내분기계, 순환계, 호흡계, 소화계, 비뇨계, 생식계, 림프계.

의 기능을 동시에 강화하는 것이다. 이런 까닭에 운동은 거의 모든 인체 계통의 다양한 질환에 긍정적으로 작용하고, 궁극적으로 모든 원인에 의한 사망률(all-cause mortality)을 낮추게 된다.

또 다른 운동의 효과, 근육 호르몬 마이오카인

그뿐만 아니라 최근 근육 호르몬이라고 불리는 마이오카인(myo=근육, kine=작용물질)의 기능이 확인되면서 운동의 신체 건강 효과가 더욱 주목받고 있다. 대표적인 마이오카인으로 알려진 아이리신은 몸의 백색 지방(일반적인 피하지방과 내장지방)을 갈색지방(열 생성을 하는 착한 지방)과 가까운 베이지색 지방으로 변화시켜 대사 위험을 줄인다.

산성이고 시스테인이 풍부한 분비 단백질(SPARC)은 대장암 세포의 자멸사를 유도하는 효과가 있다고 알려져 있으며, 알츠하이머 진행 속도를 늦춘다고 널리 알려진 뇌유래신경영양인자(Brain-drived neurotorphic factor, BDNF)도 마이오카인의 일종이다. 이와 같은 마이오카인의 종류가 약 200여 종이고 지금까지 기전이 밝혀진 것만 30여 종이라고 하니, 확인되지 않은 운동의 엄청난 효과를 가늠하기 어려울 정도다. 근육이 운동 기관으로만 기능하는 것이 아니라, 전신 건강에 유익한 호르몬을 분비하는 내분비기관으로도 기능하는 것이다.

3부 신체활동 시대, 건강운동 시대

정신 건강에도
탁월한 효과를 보이는 신체활동

뇌 건강의 기초, 신체활동

신체활동은 정신 건강에도 여러 유익한 효과를 보인다고 알려져 있다. 신체활동의 정신 건강 효과는 인지적 측면과 비인지적 측면을 구분하여 이해할 필요가 있다. 인지적 측면은 기억 · 지각 · 집중 · 사고 · 학습 등 이성적 영역이고, 비인지적 측면은 정서 · 기분 · 감정 · 동기 · 성격 등 비이성적 영역에 해당한다.

결론부터 말하면 신체활동은 인지적 · 비인지적 건강의 모든 측면에서 고르게 효과를 나타낸다. 이는 마치 움직임이 인체의 모든 계통에 동시다발적으로 영향을 주는 것과 같은 이치다. 정신 건강의 핵심은 뇌 건강에 있다. 적절한 신체활동이 전신에 연결된 혈관과 혈액을 건강하게 하는 것처럼, 뇌혈관에 둘러싸인 뇌도 건강하게 한다.

086   나는 대한민국 건강운동관리사다

신체활동과 뇌 건강의 연관성에 관해 직관적으로 이해할 수 있는 이야기를 하나 해 보자. 우리가 격렬한 신체활동을 하게 되면 심장이 빨리 뛰며 얼굴이 발갛게 상기된다. 얼굴이 상기되는 까닭은 운동 중 발생한 열을 방출하기 위해 더 많은 혈액을 피부로 보내기 때문이다. 그러면 얼굴에만 혈액 공급이 많아지겠는가. 당연히 뇌에도 혈액 공급이 풍부해지고 뇌 모세혈관도 확장된다. 만약 이런 활동을 장기간 하게 되면 뇌 모세혈관이 성장하게 되어 전체적인 뇌 환경이 건강해진다. 확장된 모세혈관을 통해 산소와 영양분을 충분히 공급받고 이산화탄소와 노폐물을 원활히 배출할 수 있기 때문이다.

인체의 가장 중요한 두 기관을 꼽으라면 단연 심장과 뇌다. 이 둘의 해부학적 위치를 생각하면 건강의 단서를 찾을 수 있다. 뇌는 사령탑으로 눈, 귀, 코, 혀 등 얼굴로부터 들어온 주요 감각기관의 정보를 입수하고 처리하여 하달한다. 그래서 가장 꼭대기에 위치한다. 문제는 산소와 영양소의 공급이다. 심장의 도움이 필요한 부분이다.

심장의 주요 기능은 온몸의 혈액 공급이다. 그렇다면 명치나 배꼽 부근에 심장이 있는 것이 효율적이지 않겠냐는 다소 엉뚱한 생각을 할 수도 있다. 직립보행을 하는 인간에게는 중력의 영향으로 복부에 위치한 심장이 오히려 혈액 순환에 부담을 줄 수 있다. 하지만 다른 사족보행 동물들을 보아도 예외 없이 머리와 심장이 가까운 것을 보면(기린은 예외) 심장의 주요 기능은 온몸보다 뇌로의 혈액 공급이 우선이 라고 추론할 수 있다.

인지기능 장애라 불리는 치매를 설명할 때 자주 사용하는 낙엽 그림

도 결국 뇌혈관과 신경 손상의 관련성을 나타낸다고 볼 수 있다. 잎이 신경이라면 나뭇가지는 뇌혈관이 되는 셈이다. 충분한 물이 공급되지 않는 낙엽은 시들게 마련이다. 물을 나뭇잎까지 끌어올려 주는 것이 바로 심장을 뛰게 하는 신체활동이다.

그림 20. 치매의 진행 단계를 상징적으로 표현한 그림

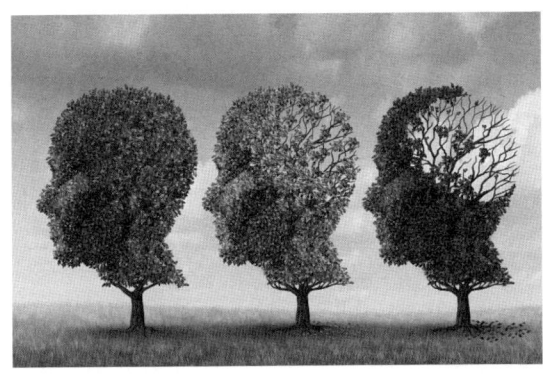

신체활동의 인지적 건강 효과

다시 신체활동의 인지적 건강 효과로 돌아가 보자. 학습은 대표적인 뇌의 인지 영역 요소 중 하나이다. 그러면 운동과 학습은 어떤 관계가 있을까?《운동화 신은 뇌》에서는 0교시 체육 수업을 통해 운동이 학습에 미치는 효과를 소개하고 있다.

미국의 네이퍼빌 센트럴 고등학교는 0교시 체육 수업을 통해 학생들의 건강 수준뿐만 아니라 학교 전체의 성적을 높이기도 했다. 0교시는

1교시 시작 전 아침 이른 시간이다. 네이퍼빌 학생들은 이 시간에 체육 수업을 받는다. 주목할 사항은 종목을 선택하는 스포츠 중심의 체육 수업이 아니라 심폐지구력, 근력 등 건강체력 요소를 향상하기 위한 '운동' 중심의 체육 수업이라는 점이다.

개인별로 심박수 구간을 설정하여 적정 강도의 유산소 운동을 한다든지, 스쾃이나 런지 등의 저항 운동으로 구성된 프로그램을 실행하는 것이다. 이러한 활동은 운동이 뇌 신경세포 간의 연결을 활발히 해 학습에 필요한 뇌 기능을 최적화한다는 뇌신경과학 연구에 기반하고 있다.

네이퍼빌 고등학교는 이러한 뇌신경과학에 근거해 어려운 과목은 체육 수업 직후에 배치하는 등 운동의 학습 효과를 극대화하려고 노력했다. 그 결과 0교시 체육 수업을 실시한 이래로 지역 학군에서 가장 높은 성적 향상의 결과를 보였다.

대학 입시를 위해 체육 수업을 줄이고, 개인 운동은 공부에 방해가 된다고 생각하는 한국 사회에 네이퍼빌 고등학교의 체육 수업 운영 방식은 시사하는 바가 크다. 운동은 시간 낭비가 아니라 최적의 학습을 위해 반드시 해야 하는 행위라는 인식이 필요하다. 재료공학 분야에서 탁월한 연구 성과를 낸 《몰입》의 저자 황농문 교수도 자신의 연구 성과의 밑바탕에 매일 한 시간씩 땀 흘리며 치는 테니스가 있다고 말한다. 뇌 기능을 최적화하는 운동의 효과를 단적으로 보여 주는 예다.

다행히 0교시 체육 수업을 확대한다는 몇몇 지자체 교육청의 움직임이 보여 반갑다. 자라나는 청소년에게는 성적 향상을 위한 도구로서의 운동도 의미 있지만, 건강한 성장 발육을 위해서 매일 1시간의 신체활

동 권장 지침을 실천하는 것이 무엇보다 중요하다. 특히 증가 추세에 있는 청소년 비만율을 생각할 때, 체육에 대한 인식 개선과 건강체력 향상을 위한 '운동 중심의 체육 수업'이 도입이 필요하다.

신체활동의 비인지적 건강 효과

신체활동의 비인지적 건강 효과는, 곧 운동의 마음 건강 효과라고 할 수 있다. 마음 건강을 위협하는 대표적인 요인으로 우울, 불안, 스트레스 3가지를 꼽는다. 2022년은 우울증으로 병원 치료를 받은 환자가 100만 명이 넘은 첫해다. 이미 2017년부터 외래로 오는 신규 환자 진단 1위가 우울 에피소드인 것을 보면(불안, 스트레스는 각각 2, 3위) 우리 사회에 만연해 있는 우울증의 정도를 가늠할 수 있다.[20]

우울증은 '마음의 감기'라고 표현할 정도로 흔한 질환이 되었다. 치열한 생존 경쟁 속에서 알 수 없는 미래에 대한 불안과 일상적으로 노출된 스트레스가 빚어낸 결과일 것이다. 그 밖에 신체적 원인도 우울증을 일으킨다. 만성질환 보유 개수가 많을수록 우울증세를 경험할 확률이 높아진다. 노인 인구가 급격하게 증가하고 있는 현실 속에서 노인의 90% 이상이 만성질환을 앓고 있으니 우울증 환자가 증가하는 것은 어쩌면 당연한 일일 수 있다.

우울증 치료 방법에는 약물치료, 심리치료, 인지치료, 행동치료, 전기충격요법 등이 있다. 이와 함께 강력하게 권고되는 것이 바로 운동이

그림 21. 우울증 환자수와 진료비 추이

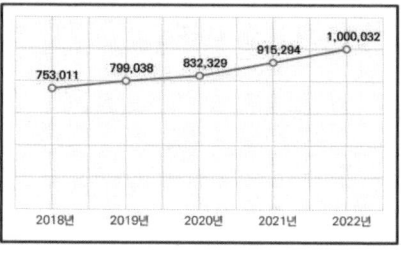

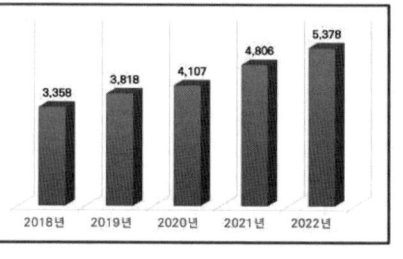

다. 운동이 가진 항우울 및 불안 감소 효과 덕분이다. 실제로 운동은 우울증과 관련 있다고 알려진 뇌유래신경영양인자(BDNF)의 수준을 증가시키고, 감정 조절을 담당하는 해마의 용적을 크게 하는 등의 신경생물학적 기전을 가지고 있다. 따라서 약물 및 심리치료와 더불어 규칙적인 운동을 하게 되면 우울증을 예방하고 완화하는 데 큰 도움이 된다. 대규모 역학 연구에서도 신체활동량이 증가할수록 우울증 위험은 감소하는 것으로 나타나 우울증을 예방하고 관리하려면 적극적인 신체활동이 필요하다.[21]

우울증을 심각하게 다뤄야 하는 또 하나의 이유는, 우울증이 자살로 이어지기 때문이다. 한 연구에 따르면, 우울증 환자의 15%가 자살에 이르며 자살자의 60%가 우울증과 연관되어 있다고 보고하고 있다.[22] 자살은 현재 한국인의 10대 사망 원인 5위이다. 2023년 자살사망자 수는 13,978명으로 2022년보다 1,072명이 증가(8.3%)하였다.

하루를 기준으로 하면 약 38.3명, 즉 2시간마다 3명이 자살로 자신의 생을 마감한다. 이런 사회적 현상을 고려하면, 우울증을 그저 마음의 감

기라고 대수롭지 않게 치부할 일은 아니다. 우울증과 자살의 연관성을 생각한다면, 약물에 의한 부작용이 없으며 다른 신체적 건강 효과도 동반하는 운동을 통해 우울증을 개선하려는 노력이 필요하다.

수면 장애와 신체활동

꿀잠과 개운한 아침. 모든 현대인이 갖는 일상의 작은 소망일 것이다. 우울증만큼이나 심각하게 여겨지지 않지만 수면 장애로 병원을 찾는 이들도 2022년에 110만 명에 달했다. 수면 장애가 우울증 환자의 주요 증상임을 고려한다면 우울증과 함께 수면 장애도 중요하게 다뤄져야 한다.

수면 장애는 말 그대로 잠을 제대로 잘 수 없는 상태로, 인구의 약 20% 이상이 경험하는 흔한 질환이다. 불면증, 과면증, 기면증, 수면무호흡증, 코골이, 이갈이, 하지불안증후군 등이 수면 장애에 해당한다.

수면 장애도 우울증과 마찬가지로 다양한 치료법이 존재한다. 수면습관개선, 약물치료, 인지행동치료, 수면환경요법, 이완요법, 광치료 등이 있는데 신체활동은 여러 치료법을 아우르는 효과가 있다. 가령 낮에 햇볕을 받으며 걷게 되면 광치료 효과와 생체리듬 개선 효과를 동시에 거둘 수 있게 된다. 낮에 하는 야외 활동이 수면 호르몬이라 불리는 멜라토닌의 분비 주기를 정상화하여 수면의 질을 높이기 때문이다. 야외 활동은 세로토닌과 같은 행복 호르몬 분비를 촉진해 기분까지 좋게 한다. 당연히 걷기로 인한 생리적 이득—혈압과 혈당 조절, 심폐지구력 향

상, 체중 감량, 골밀도 유지 등 – 은 기본으로 따라온다.

수면 장애의 원인이 우울증일 경우, 체내에 증가한 염증 물질이 영향을 미치는 것으로 알려져 있다. 신체활동은 항염 작용을 통해 염증 수치를 낮추어 우울증을 개선하며, 그 결과 수면 장애를 완화한다.

이러한 생리적 기전은 신체활동 참여율과 불면증과의 상관관계 연구에서도 확인된다. 즉, 신체활동 실천이 높은 집단이 그렇지 않은 집단과 비교해 불면증 증상을 경험할 위험이 낮게 나타난 것이다.[23] 불면증이 있다면 먼저 나의 신체활동부터 점검할 일이다.

신체활동 자기효능감에 관심을 가져야 하는 이유

자기효능감은 어떤 특정 과제를 해낼 수 있다는 자신감을 말한다. 즉, 자기효능감은 느낌에 기초한 자신감과 다르게 객관적 경험의 누적으로 형성된다. '신체활동 자기효능감'이라고 표현하면, 신체를 사용한 특정 활동을 해낼 수 있다는 믿음을 말한다.

예를 들어, 매일 한 시간씩 걷는 사람은 걷기는 물론이고 등산과 같은 활동에 자기효능감이 높을 것이다. 즉, 본인 스스로 '나는 걷기에는 자신이 있어.'라고 생각한다는 것이다. 우리가 신체활동 자기효능감에 관심을 가져야 하는 이유는, 자기효능감이 자기존중감과 양(+)의 상관관계를 갖기 때문이다.[24] 즉, 자기효능감을 높이면 자기가 유능한 존재라고 여기는 자기존중감도 동반 상승한다는 것이다.

3부 신체활동 시대, 건강운동 시대

마음의 문제를 마음으로 접근하기보다 신체를 강인하게 만들어서 마음의 문제를 해결할 수도 있다. 운동하는 과정에서 경험하게 되는 육체적 고통과 어려움을 극복하는 과정에서 정신적 어려움도 이겨 내는 힘을 얻는다. 신체적 자기효능감을 얻게 되면 마음의 힘도 그만큼 강해지는 것이다.

내가 지도한 암·근감소증·파킨슨병 환자들의 경우도 움직임과 근력 등 신체 기능이 좋아지면서 우울감이 개선되고 생활에 활력을 되찾았다.

"자신이 강하다고 인식하게 되면,
앞길을 막는 장애물을 바라보는 방식이 바뀐다."

운동이 우리 마음에 어떤 영향을 주는지 밝힌 《움직임의 힘》에 나오는 문장이다. 운동으로 다져진 힘은 육체적 강인함을 넘어 심리적 장애물을 대하는 방식에도 영향을 미친다. 몸과 마음은 연결되어 있어서 건강 약화가 우울증으로 이어지는 것처럼 신체 기능이 향상되면 마음 건강도 좋아진다.

안젤라 더크워스의 《그릿》에도 신체 기능과 심리적 건강의 관계에 관한 흥미로운 연구가 소개되어 있다. 20세에 트레드밀에서 최대 속도로 달린 시간이 길수록 이후 인생에서 심리적 안녕을 보인다는 것이다. 40년간의 추적조사를 통해 확인한 결과, 청년기의 체력 수준 등 기타 변인을 보정하더라도 최대 속도로 달린 시간이 정신 건강과 상관관계를

보였다. 숨이 턱끝까지 차오를 때 경험하는 자기 신체 능력에 관한 확인이 자기효능감으로 전이되어 인생 전반에 걸쳐 어려움을 극복하는 정신적 강인함, 즉 끈기로 작용한 것이다.

약물보다 우수한 운동 효과

신체 건강과 정신 건강은 뗄 수 없는 관계이다. 정신 건강에 문제가 생겼다면 상담이나 약물치료 외에 적극적인 운동을 해야 빠르게 회복할 수 있다. 실제로 주요 우울 장애를 겪고 있는 환자들이 자신의 질환 개선에 도움이 된다고 응답한 다양한 중재 방법 중 운동(5점 만점 중 4.19점)이 심리상담(4.20점)에 근소한 차이로 2위를 차지했으며, 정신과 약물치료(3.74점)보다 훨씬 높은 점수를 받았다는 사실에 주목할 필요가 있다.[25]

이 조사 결과는 사회적으로 매우 중요하게 활용해야 할 가치가 있다. 정신건강의학과에서는 상담이나 약물 처방과 함께 운동을 처방하고 운동 전문가에게 연계가 필요함을 시사한다. 약을 처방하면서 '운동도 병행하세요.' 정도의 권고로는 운동 습관이 없던 사람이 운동을 시작하기 어렵다. 우울증을 비롯한 각종 정신 질환이 있으면 개인의 의지력이 일반인보다 낮기 때문이다. 질환이 없는 일반인도 운동을 기피하는데 정신 질환이 있으면 오죽하겠는가.

정신 질환이 있는 환자라면 단순히 몸을 움직이는 수준의 신체활동이

아니라 신체적 자기효능감을 느낄 수 있는 정도의 운동을 해야 효과를 높일 수 있다. 다양한 체력 요소를 측정하고 평가하며 건강 상태를 개선할 수 있는 프로그램을 적용할 수 있는 운동 전문가와 함께해야 소기의 성과를 얻어 낼 수 있다. 제도적 장치가 필요한 부분이다.

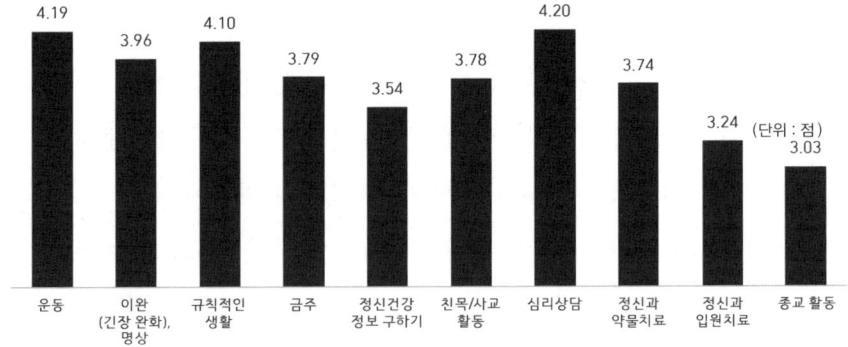

그림 22. 행동별 정신 질환의 도움 정도(주요 우울 장애)

움직임 명상

바야흐로 명상의 시대다. 그만큼 마음 건강의 위기를 반영하는 현상이기도 하다. 명상은 스트레스와 불안 감소, 집중력과 기억력 향상은 물론 업무 성과를 높이고 삶에 대한 태도를 변화시키는 데도 높은 효과를 보이는 것으로 알려져 있다. 여러 명상 방법 중 '알아차림(awareness)'을 기반으로 하는 '마음챙김(mindfulness)' 명상은 배우기 쉬운 명상법 중 하나로 다양한 분야에서 활용되고 있다.

한 가지 예로, 마음챙김은 비만 관리에도 적용되고 있다. 대한비만학회에서 발간하는 《비만 진료지침》 제8판(2022년)에는 처음으로 '마음챙김 식사법'이 소개되었고, 2024년에 출간된 제9판까지 그 내용이 보완되면서 비만 행동치료의 한 방법으로 자리 잡고 있다. 이 방법의 핵심은 주의집중을 오롯이 식사에 모으고, 입에 담긴 음식물을 자각하는 것이다.

마음챙김 명상

마음챙김 식사법의 행동치료

1) 먹기 전에 숨을 들이마시고 스스로에게 다음과 같이 묻는다. '나는 정말 배가 고픈가?'

2) 하루 중 한 끼는 마음챙김을 연습하면서 먹는다. 천천히, 자각하면서.

3) 먹는 데 집중한다. 다른 일(TV 시청, 책 읽기, 전화 통화 등)은 하지 않는다.

4) 타이머를 20분에 맞춰 놓고 이 시간 동안 온전히 식사한다.

5) 5분 동안 침묵 속에서 먹는다. 이때 이 음식이 어디로부터 왔는지 숙고하면서.

6) 태양과 물, 공기, 농부, 상인, 요리사에게 고마움을 느낀다.

7) 마음의 속도를 늦추어 본다. 잘 사용하지 않는 손으로 먹는 연습을 해본다(오른손잡이라면 왼손으로 식사하기).

명상이란 기본적으로 컴퓨터 모니터 화면처럼 펼쳐지는 마음 공간에

떠오르는 생각, 감정, 감각, 욕구 등을 인식하는 활동이다. 특히 마음챙김은 마음 현상을 있는 그대로 자각하는 데 초점을 둔다. 생각이나 감정, 감각, 욕구와 같은 자극에 즉각적으로 반응하지 않고, 본래 의도했던 일이나 행위로 돌아오는 힘을 기르는 것이 마음챙김의 핵심이다. 그래서 명상을 '마음운동' 혹은 '마음 근력 훈련'이라 부르기도 한다. 명상을 꾸준히 실천하면 마음의 힘이 세져서 끈기, 동기, 열정, 회복탄력성과 같은 비인지 능력이 향상된다.

그림 23. 인지능력과 비인지능력

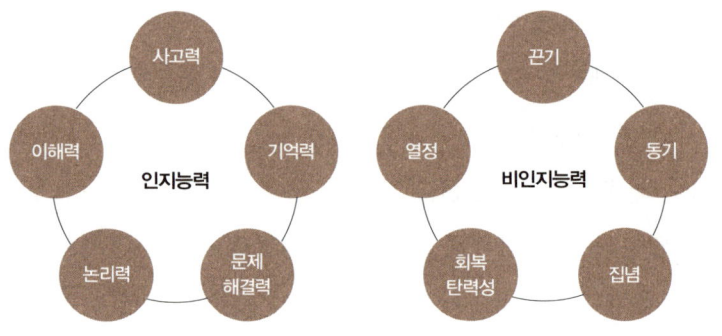

하지만 문제는 이러한 마음을 알아차린다는 게 말처럼 쉽지 않다는 데 있다. 보통 우울, 불안, 스트레스로 인해 마음 건강이 좋지 않을 때는 마음 공간이 실타래처럼 엉켜 있어 자기 마음을 명확하게 알기 어렵다. 특히 마음 현상의 4가지 요소(생각, 감정, 감각, 욕구) 중 가장 많은 비중을 차지하는 '생각'에서 벗어나는 것은 더욱 어렵다.

여기서 활용되는 것이 바로 '감각'이다. 내 몸의 감각에 집중함으로써

생각의 흐름에서 벗어나는 것이다. 알아차림을 기반으로 하는 마음챙김 명상의 가장 쉬운 방법은 몸의 '내부 감각'을 알아차리는 것이다. 예를 들어, 들숨과 날숨이 지나는 코끝의 감각이나, 호흡에 따라 부풀었다가 가라앉는 아랫배의 움직임에 집중하는 방식이다. 하지만 생각이 많을 때는 이조차도 쉽지 않다.

이럴 때 도움이 되는 것이 바로 '움직임 명상'이다. 호흡이나 아랫배의 움직임보다 강한 자극인 '몸의 움직임'에 집중함으로써 생각에서 벗어나게 하는 것이다. 가장 쉬운 움직임 명상 중 하나가 걷기다. 우리 몸에는 몸의 자세, 위치, 움직임을 감지하는 고유 수용 감각(고유감각)이라는 기관이 있다. 걷는 동안 발바닥과 발목 관절의 고유감각(움직임과 느낌)에 집중하는 것이 걷기 명상의 핵심이다.

코에서 느껴지는 호흡이나 숨소리에 귀 기울이는 것도 좋은 방법이다. 두 걸음에 들숨, 두 걸음에 날숨을 쉬는 등의 걸음 수와 호흡을 연결해 리듬을 맞추는 것도 도움이 된다. 칙칙-폭폭을 연상하면 호흡과 발걸음을 쉽게 연결시킬 수 있을 것이다. 핵심은 감각에 주의를 집중시켜 생각에서 벗어나 마음을 고요하게 만드는 것이다.

생각이 잠잠해지면 스트레스가 줄어들 뿐 아니라, 문제 해결의 실마리를 찾게 되기도 한다. 심각하게 고민하던 일이 별일 아닌 것처럼 느껴지고, 담대하게 해결할 수 있는 용기와 배짱도 생긴다. 감각에 집중하는 행위는 고민에서 도피하는 것이 아니라, 문제 해결을 위해 새로운 방법을 제시하는 적극적인 실천 행위이다.

감각에 주의를 기울이면서 걸어도 생각이 끼어들 수 있다. 그럴 때는

그 생각을 알아차리고, 바로 내가 집중하던 감각으로 다시 주의를 되돌리면 된다. 이러한 반복적인 행위가 부정적인 '생각 습관'에서 벗어나게 하며, 그와 동시에 마음 근력이 성장하게 된다.

그렇다면 달리기도 명상이 될 수 있을까? 물론이다. 호흡, 발의 감각, 숨소리에 집중하는 등의 원리는 걷기 명상과 동일하다. 중강도 이하의 달리기는 심폐지구력을 기를 뿐 아니라, 훌륭한 마음 근력 훈련이 된다. 고강도 운동은 피로감이나 통증으로 인해 감각에 집중하기 어려워 명상 효과를 기대하기 어렵다.

피트니스센터에서 하는 저항 운동은 어떨까? 덤벨, 바벨, 머신을 활용한 훈련도 명상이 될 수 있다. 걷기나 달리기처럼 같은 동작을 반복한다는 점에서 유사하기 때문이다. 중요한 것은 반복 동작을 하면서 몸의 특정 부위의 감각에 집중하는 것이다. 명상 효과를 높이고 싶다면 반복 횟수보다 운동하는 부위의 근육과 관절의 감각에 집중하는 것이 좋다. 달리기와 마찬가지로 강도는 중저강도로 설정하고, 기술적으로 배워야 하는 운동보다는 능숙한 운동이 명상적 저항 운동으로 더 적합하다.

만일 한 세트를 명상 운동으로 구성하고 싶다면, 정해진 횟수를 채우는 방식보다 몸이 주는 신호를 기준으로 마무리하면 된다. 보조자의 도움을 받거나 타이머를 설정해 시간을 기준으로 방법도 좋다. 추천하는 방식은 본격적인 근력 훈련에 앞서 웜업 세트로 명상적 저항 운동을 1세트 정도 실시하여 고유감각을 활성화하는 것이다.

이쯤 되면 '모든 운동이 명상이 될 수 있는 것 아닌가?'라는 의문이 들 수 있다. 물론 운동의 종류가 워낙 다양해 단정 짓기는 어렵지만, 답은

'그렇다'에 가깝다. 단순 반복성 운동을 선택한다면 명상 효과를 충분히 거둘 수 있다. 대표적으로 케틀벨 스윙이나 클럽벨 클린과 같은 진자 운동이 이에 해당되며, 고유감각 자체를 훈련하는 균형운동은 더욱 탁월한 명상 운동이 된다.

스포츠는 구기 종목의 경우, 변화무쌍하고 예측 불가능한 움직임이 많아 자기 마음을 관찰하고 감각에 집중하기 어렵지만, 수영, 태극권, 댄스와 같이 반복적이고 리드미컬한 움직임이 주를 이루는 종목의 경우, 호흡과 움직임에 집중하면서 현재에 머물 수 있는 마음챙김의 효과를 거둘 수 있다.

마음과 몸의 활동, 심체활동(心體活動)

신체활동이 어떻게 명상이 될 수 있는지, 그 원리부터 구체적인 방법까지 설명했다. 어떤 방법을 쓰느냐에 따라 운동을 포함한 신체활동은 신체적 효과를 넘어서 정신적 효과까지 폭넓게 누릴 수 있다. 이러한 이유로, 신체활동의 정신적 · 심리적 효과를 강조하기 위해 기존의 '신체활동'이라는 용어 대신, 마음과 몸의 활동이라는 심체활동(心體活動)이라는 새로운 표현이 필요할지도 모르겠다.

신체활동은 만병통치약에 비견될 만큼 다양한 신체 질환의 예방과 치료에 도움이 될 뿐만 아니라, 정신 건강 측면에서도 뛰어난 효과를 발휘한다. 인지적 · 비인지적 효과는 물론, 자기효능감을 높이고 수면 장애

를 완화하며, 움직임 명상의 효과까지 광범위하고 탁월한 효과를 갖는다. 이제 마지막으로, 신체활동이 가져다주는 사회적 건강 효과에 대해 살펴보자.

그림 24. 규칙적인 신체활동의 이득

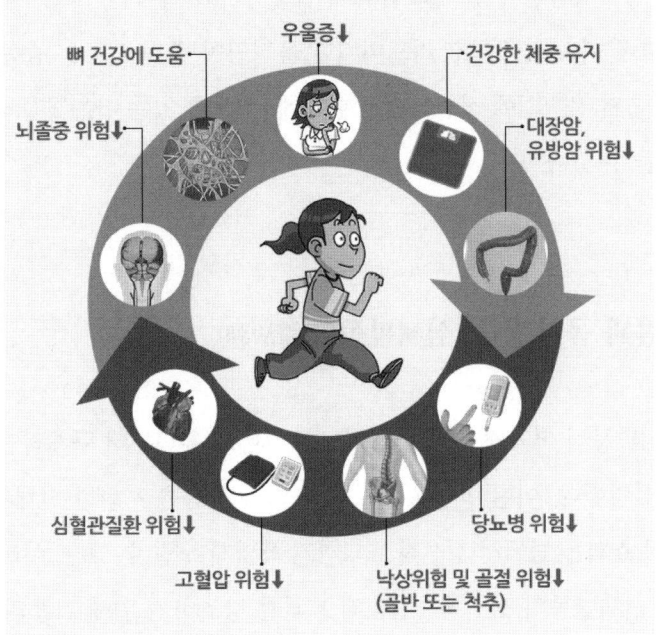

신체활동이 만드는 건강한 사회

신체활동 친화적 환경의 건강도시

신체활동을 강조하는 이유는, 그것이 신체뿐 아니라 정신 건강에도 긍정적인 효과를 주기 때문이다. 그렇다면 신체활동이 사회에는 어떤 영향을 미칠까? 흥미롭게도 신체활동은 사회 건강에도 중요한 역할을 한다. 여기에는 두 가지 측면이 존재한다.

첫째는 사회 구성원 간의 건강한 관계 형성에 기여하는 측면이다. 대표적인 예가 동호회 활동이다. 같은 취미를 가진 사람들이 모여 신체활동을 즐기면 유대감, 소속감, 공동체 의식 등이 생긴다. 다양한 사람들과 어울리며 친교를 나누면서 다른 지역사회 활동에 참여할 기회도 자연스럽게 얻게 된다. 이처럼 신체활동은 사회화의 수단으로 기능한다.

둘째는 건강한 환경을 조성하는 데 영향을 주는 측면이다. 사람들의

신체활동 참여가 높아지면 신체활동 친화적 환경 조성에 자원이 투입되게 된다. 이런 차원에서 신체활동은 건강한 환경을 만드는 촉매제가 된다.

이것을 설명하는 개념이 바로 '건강도시(Healthy City)'이다. 학문적으로 건강도시는 "도시의 물리적·사회적 환경을 개선하고 지역사회의 모든 구성원이 상호 협력하여 시민의 건강과 삶의 질을 향상시키기 위해 지속적으로 노력해 가는 도시"를 의미한다(WHO, 2004). 간단히 말해, 건강도시는 도시에 거주하는 시민의 건강을 증진시키기 위해 적극적으로 노력하는 도시이다.

2024년 기준, 한국의 도시화율은 90%가 넘는다. 국민 10명 중 9명이 도시에서 생활하고 있는 상황에서 건강도시는 우리에게 꼭 필요한 개념이다. 건강도시는 도시의 자연환경, 역사 및 문화유산, 주거의 질과 환경, 공중보건과 보건의료 서비스, 행정과 경제 구조 등 다양하고 폭넓은 요소들을 포함하는 종합적인 개념이다.

신체활동 관점에서 건강도시는 '신체활동 친화적 환경 조성'에 중점을 둔다. 환경적 요인이 가장 큰 신체활동 증진 요인이기 때문이다. 신체활동 증진 전략을 영향력 순서로 보면, 첫째가 도시 환경 변화이고, 둘째가 인식 개선을 위한 캠페인, 셋째가 운동 프로그램 보급이다.[26] 즉, 도시 환경을 신체활동에 적합하게 조성하는 것이 장기적으로 더 많은 사람들이 신체활동에 참여하도록 만드는 가장 효과적인 방법이 된다.

물론, 신체활동의 중요성을 알리고, 교육하며, 적절한 프로그램을 보급하는 것도 매우 중요하다. 하지만 공원·체육관·둘레길·자전거

길 · 보행환경 등 물리적 환경이 갖춰지지 않으면, 신체활동의 지속성과 참여율을 높이기 어렵다는 것이 신체활동 역학 연구의 일관된 결론이다. 공원이나 공공 체육시설 주변에 사는 사람들과, 산업단지 근처에 사는 사람 중 어느 쪽이 신체활동을 더 많이 할 가능성이 높을지 생각해 보면 환경의 중요성을 쉽게 이해할 수 있다.

바이오필리아와 자연 결핍 장애

신체활동 친화적 환경 조성의 목적이 신체활동을 늘리는 데에만 있지는 않을 것이다. 집 주변에 공원이 잘 조성되어 있고, 둘레길과 자전거 길이 정비되어 있다면 그 자체로 보기에 좋다. 자연 친화적이기 때문이다. 신체활동을 위한 보행 친화적 환경 조성은 사실 인간의 근원적인 욕구와도 맞닿아 있다.

바로 자연과 교류하고 싶은 갈망, '바이오필리아(Biophilia, 생명애)' 때문이다. 생물학자 에드워드 윌슨의 책 제목이기도 한 바이오필리아는, 자연과 지속적으로 교류하고자 하는 인간의 본성을 의미한다. 자연에 대해 인간이 갖는 경외심, 호기심, 탐험심 등도 모두 이 바이오필리아에서 비롯한다. 숲속에 잠시 머무르기만 해도 상쾌함과 함께 행복감과 안정감을 느끼는 이유 역시 인간이 기본적으로 자연을 좋아하는 존재이기 때문이다.

그러나 산업화의 산물인 도시화와 아파트 중심의 획일적인 주거 환경

3부 신체활동 시대, 건강운동 시대

은 인간의 삶을 자연으로부터 단절시켰다. 녹지 공간은 낭비이자 경제성이 없다는 잘못된 인식으로 인해 줄어들었고, 그 결과 도시는 삭막한 공간으로 변해 갔다.

'자연 결핍 장애'라는 용어는 이러한 사회 현상을 단적으로 보여 준다. 《자연에서 멀어진 아이들》의 저자 리처드 루브가 사용한 이 표현은, 인간이 자연과 멀어지면서 나타나는 신체활동 부족, 감각 둔화, 집중력 저하, 정신적 피로 등의 문제를 지칭한다.

따라서 신체활동의 탁월한 신체적·정신적 효과를 높이기 위해서는 무엇보다 도시의 자연환경을 회복하는 일이 선행되어야 한다. 인간의 바이오필리아를 충족시키는 것 자체가 곧 신체활동 참여율과 연결되기 때문이다.

단순히 보행로를 많이 만드는 것으로는 충분하지 않다. 가로수와 화단이 있어야 하고, 새가 지저귀는 길이어야 사람들이 그 길을 걷고 싶게 된다. 체육공원을 조성하는 것 못지않게 사람들이 자연을 즐기며 체육활동을 할 수 있도록 환경을 조성하는 것이 중요하다. 신체활동 참여에 근본적인 변화를 주려면 결국 도시 자체를 자연 친화적으로 바꿔야 한다. 이처럼 신체활동은 개인을 넘어 사회와 도시의 모습까지 변화시킨다.

건강형평성이 실현된 신체활동 도시

신체활동 친화적 도시를 만든다는 것은 건강을 위한 실천적인 행위이

자 철학적인 행위이기도 하다. 오늘날 도시를 가득 메우는 차도와 차량 앞에 보행자는 약자가 된다. 예컨대 미국 뉴욕에서는 1997년 한 해 동안 차 사고로 사망한 보행자는 285명으로, 살인으로 사망한 150명보다 더 많았다.[27] 차와 보행자가 마주치는 순간, 보행자는 약자일 수밖에 없다. 그러므로 걷는 사람이 안전하게 걸을 수 있는 도시를 만든다는 것은 사회적 약자를 배려하고, 차를 소유하고 있지 않은 사람들에게 가해질 수 있는 사회적 차별을 줄이는 가치 있는 일이 된다.

공원에는 다양한 운동 기구가 설치되어 있다. 공원(Public Park)은 세금으로 만들어진 시설이기 때문에 누구나 무료로 이용 가능하며, 산책·놀이·체육활동이 어우러진 복합 문화 공간으로 기능한다. 자치구마다 설치된 체육문화센터 역시 수영장을 비롯한 각종 체육 시설을 저렴한 비용으로 이용할 수 있어, 모든 시민에게 열린 신체활동 공간을 제공한다. 이처럼 보행로와 공공체육시설 등 신체활동 환경 조성을 위한 공공재의 투입은 건강형평성 완화와 건강권 확보라는 사회적 가치와 연결된다.

건강형평성(Health Equity)은 인구집단 간에 불공정한 건강 격차가 존재하지 않는 상태를 의미한다. 따라서 신체활동 친화적 도시 조성은 신체활동을 유도하는 자연 친화적인 도시를 만드는 데 그치지 않고, 건강의 가치와 사회 정의의 문제와도 깊이 연결된다. 이에 관한 사례 하나를 소개한다.

용인시 기흥구에는 법화산이라는 산이 있다. 주변에 아파트 단지가 밀집해 있어, 주민들이 즐겨 찾는 대표적인 신체활동 공간이다. 누구에

게나 열려 있는 공공재이지만, 실제로 산행이 가능한 범위는 제한적이다. 산의 상당 부분이 골프장으로 사용되고 있기 때문이다. 날씨가 좋은 날이면 등산로에는 많은 사람들로 붐비지만, 골프장 경계에 세워진 담장 너머의 그린은 텅 비어 있는 모습을 자주 볼 수 있다.

도심의 자연은 모든 주민에게 개방되어야 할 공공재임에도, 거대 자본에 의해 점유되면서 일부의 사람들만 이용할 수 있는 공간으로 축소되었다. 이 경우를 신체활동 공간에 대한 접근성이 제한되어 건강형평성이 악화된 사례로 봐야 할까? 아니면 늘어나는 골프 인구를 고려해 도시에서도 골프를 즐길 수 있게 한 것이 오히려 기회의 형평성에 부합한다고 볼 수 있을까? 결국 이는 사회적 가치와 정의의 문제로 귀결된다.

이처럼 신체활동은 신체적 · 정신적 · 사회적 건강 증진 효과뿐만 아니라, 사회 정의와 건강을 보편적 권리로 인식하게 만드는 데에도 영향을 미친다.

그림 25. 평등(좌), 형평(우)

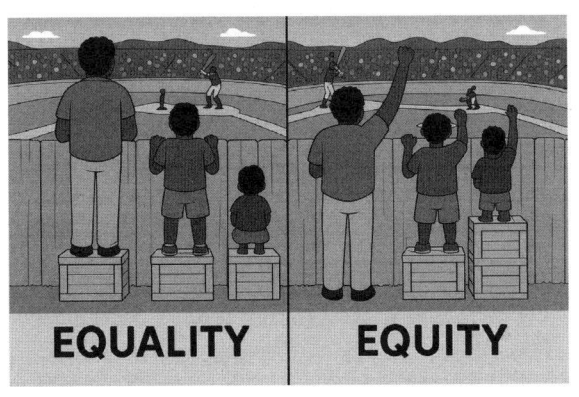

3가지 피라미드 모델로
풀어 보는 건강

생활관리 모델

인간의 질병은 크게 감염성 질환과 비감염성 질환으로 구분된다. 말 그대로 감염성 질환은 바이러스나 세균 같은 전염성 병원체에 의해 유발되는 질환이며, 비감염성 질환은 이러한 병원체와 무관하게 발생하는 만성질환을 가리킨다.

만성질환은 주요 사망 원인이자 전체 진료비의 대부분(2022년 기준 80.9%)을 차지한다. 말 그대로 만성질환은 장기간에 걸쳐 천천히 진행되며, 생활습관과 밀접한 관련이 있어 '생활습관병'이라고도 불린다. 2부 1장에서 살펴본 바와 같이, 흡연·음주·식사·신체활동 등 생활습관이 만성질환에 미치는 영향은 52%에 달한다.

그렇다면 생활습관을 어떻게 관리하느냐가 최적의 건강 상태를 좌

3부 신체활동 시대, 건강운동 시대

109

그림 26. 생활관리 모델

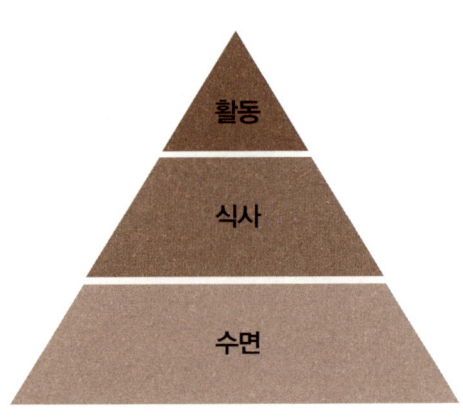

우하는 핵심이 된다. 이를 위해 제시되는 것이 바로 '수면, 식사, 활동'으로 구성된 '생활관리 모델'이다. 하루 24시간은 크게 수면과 활동으로 나뉜다.

수면은 하루의 피로를 풀고 몸을 회복시켜 다음 날 활동을 준비하는 매우 중요한 시간이다. 따라서 수면을 잘 관리하는 것이 건강 관리의 시작이 되어야 한다. 수면 관리란, 적절한 수면의 양을 확보하고 수면의 질을 높이기 위한 행위를 말한다. 이를 위해서 규칙적인 수면 습관, 특히 잠자리에 드는 시간을 일정하게 지키는 것이 중요하다.

보통 아침 기상 시간에 하루가 시작된다고 생각하지만, 사실 하루는 전날 잠자리에 드는 시간에 이미 시작된다고 할 수 있다. 전날 취한 수면의 양과 질에 의해 그날의 컨디션이 좌우되기 때문이다. 수면이 불규칙적이면 몸 상태뿐 아니라 식사 패턴과 신체활동에도 부정적인 영향을 준다. '골든 타임'으로 알려진 밤 10시~2시를 최대한 확보할 수 있도록

일찍 잠자리에 드는 것이 권장된다. 이 시간대는 수면 호르몬(멜라토닌)과 성장 호르몬의 분비가 활발해져, 깊은 수면을 유도하여 몸의 회복을 촉진시키기 때문이다.

이처럼 수면 호르몬과 성장 호르몬의 분비를 고려한 취침 시간은 다음 날 생활 패턴에도 영향을 준다. 일찍 잠들면 아침에 여유가 생겨 아침 식사를 챙길 수 있다. 개인차가 있지만, 의학적으로는 아침 식사를 하는 것이 대체로 건강에 유익하다고 본다. 아침 식사는 오전에 필요한 에너지를 공급해 하루를 활기차게 시작하도록 도와주기 때문이다.

국가가 시행하는 국민건강영양조사에서 아침 식사 결식률을 조사하는 이유도 여기에 있다. 조사 결과에 따르면, 일주일간 아침 식사 횟수가 적을수록 비만 유병률이 높고, 콜레스테롤과 혈당 수치도 높아지는 경향이 있다. 신진대사가 교란되기 때문이다. 전날 저녁 식사(19시) 이후 아무것도 먹지 않았다면, 아침 식사(07시)는 12시간 공복 후 에너지와 영양을 공급하는 첫 식사가 된다. 균형 잡힌 아침 식사를 하면 오전에 학습이나 업무에 지장이 없고, 과도한 허기로 인한 점심 과식도 줄여준다.

모든 식사와 마찬가지로 저녁 식사도 양과 질이 중요하지만, 특히 저녁 식사 시간은 수면에 큰 영향을 미친다. 늦은 저녁 식사는 수면을 방해할 수 있으므로 되도록 피하는 것이 좋다. 간헐적 단식 등 다양한 식사법이 유행하고 있고, 개인의 상황과 목적에 따라 식사법에 변화를 줄수 있지만, 일반적으로는 하루 세끼를 일정한 간격으로 섭취하는 것이 바람직하다. 그래야 인체의 '섭취-사용, 흡수-배설'이라는 기본적인 생

체 리듬을 원활히 유지할 수 있다.

이처럼 수면과 식사라는 기본 생활 패턴이 자리 잡은 후에야 신체활동을 논할 수 있다.

신체활동 모델

수면과 식사가 제시간에 이루어지는 기본 생활 패턴이 자리 잡으면, 그다음에는 적절한 신체활동으로 건강 수준을 한 단계 높일 수 있다. 신체활동을 할 때는 단계적으로 접근하는 것이 이상적이다. 즉, 앉아 있거나 누워 있는 비활동적인 시간을 최소화하고, 걷기·계단 오르기·맨손체조·스트레칭 등을 생활화하면서, 특정 체력 요소를 강화하기 위한 운동을 병행하는 것이다.

그림 27. 신체활동 모델

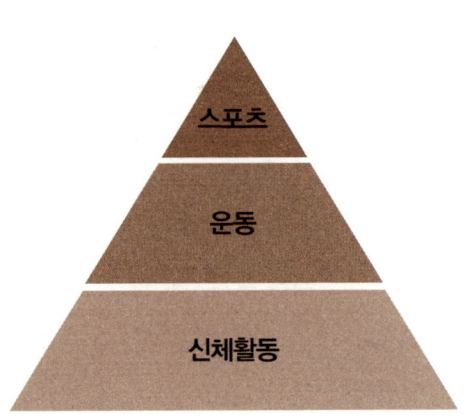

112   나는 대한민국 건강운동관리사다

충분한 신체활동과 운동을 하지 않은 상태에서 스포츠를 바로 시작할 경우에는 스포츠 활동 시간 안에 기술 습득 시간과 체력 향상을 위한 시간을 균형 있게 배분해야 한다. 개인적으로 이를 조절하기 힘든 경우, 몸이 스포츠 활동에 적응할 수 있게 참여 횟수와 참여 시 노력 정도를 점진적으로 증가시켜 가고 해당 스포츠에서 요구되는 특정 체력 요소를 강화하기 위한 별도의 '운동'을 하는 것이 바람직하다. 체력은 스포츠 기술 발휘와 부상 예방의 전제 조건이기 때문이다.

예를 들어 농구의 경우, 기본적으로 전 경기를 소화할 수 있는 심폐지구력이 갖춰져야 하고, 드리블이나 슛과 같은 기술을 발휘하려면 전신의 조화로운 근력이 필요하다. 이외에도 점프를 위한 '순발력', 방향 전환을 위한 '민첩성', 상대 동작에 반응하는 '반응 시간' 등 다양한 체력 요소들이 필요하다. 전술은 그다음 문제다.

길거리 농구를 즐기는 많은 사람들이 슛과 드리블 연습, 실전 게임을 반복하면 좋은 농구 경기를 할 수 있을 것이라고 생각하지만, 실제로는 허벅지와 종아리 등 하체 근력이 일정 수준 이상 되어야 전반적인 농구 수행력이 높아진다. 근력이 뒷받침되지 않으면 부상의 위험도 커진다.

예를 들어, 점프 후 착지 시 무릎이 안쪽으로 모이는 경우, 이는 잘못된 동작 습득의 결과일 수도 있지만, 중간볼기근(중둔근)을 포함한 엉덩이 근육이 약하기 때문일 수도 있다. 이럴 경우, 특정 근육을 단련하면서 자세 교정을 병행해야 부상을 예방하고 경기력을 향상시킬 수 있다. 부상 이력이 있다면 남아 있을 수 있는 근육 불균형을 해소할 수 있도록 스포츠재활을 하는 것도 간과해서는 안 되는 부분이다.

3부 신체활동 시대, 건강운동 시대

즉, 농구라는 '스포츠'만 열심히 해서는 역설적이게도 농구 실력이 제대로 향상되지 않을 수 있다. 농구에 필요한 체력 향상과 기능 회복을 위한 '운동'을 해야 농구를 더 잘할 수 있는 것이다.

물론 일반인, 동호인, 선수 등 대상자에 따라 체력 운동과 기술 훈련, 경기 참여의 '비율'이 달라질 수 있다. 그러나 대상자가 누구든 간에 운동은 반드시 행해져야 한다. 예측할 수 없는 다양한 상황이 끊임없이 연출되는 스포츠를 제대로 즐기기 위해서는, 반드시 '운동'이라는 기반 위에 '스포츠'가 놓여야 한다는 사실을 잊어서는 안 된다. 동호인들의 스포츠 손상 발생률이 높은 이유 중 하나는, 바로 이러한 '신체활동 모델'의 이행 부족 때문이다.

스포츠 활동에 흥미가 없는 사람이라면, 신체활동과 운동을 하는 것만으로도 충분하다. 그런데 간혹 규칙적으로 운동하는 사람 중에 신체활동을 간과하는 경우가 있다. 유산소 운동과 저항 운동을 권장 수준 이상으로 실천한 것으로 충분하다고 생각하는 것이다.

운동 시간 외에 대부분의 시간을 앉아서 보낸다면, 좌식 생활 자체가 '독립적인 건강 위험요인'이 될 수 있다. 특히 노년기의 좌식 생활은 인지 기능에 부정적인 영향을 미친다. 노인을 대상으로 한 연구에 따르면, 운동량과 관계없이 좌식 시간이 길수록 뇌 구조의 퇴행적 변화가 심해지고 인지 기능 저하가 가속화되는 것으로 나타났다.[28]

이러한 영향은 노인에게만 국한되지 않는다. 오랜 시간 앉아 있으면 등이 굽거나 거북목이 되는 등 신체 구조에 변화가 생기고, 추간판 탈출증과 같은 척추 질환의 위험도가 높아진다. 또한 혈액이 하체에 저류되

그림 28. 담배만큼 해로운 좌식 생활

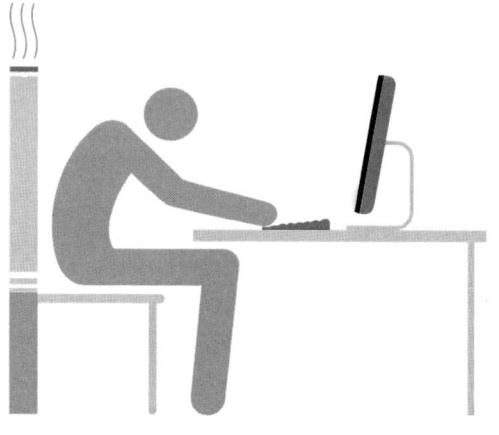

면서 심혈관계에 무리를 주어 당뇨병과 고혈압 등 만성질환의 위험을 높이게 된다.

오죽하면 '의자병'이라는 표현까지 생겨났겠는가. 따라서 장시간 앉아 있는 사무직이나 운전직 종사자들은 1시간에 한 번은 자리에서 일어나 제자리 걷기나 주요 관절의 스트레칭을 해 주는 것이 필요하다. 학교 학생들에게 쉬는 시간을 주는 이유 역시 신체활동의 중요성을 고려한 것이다. 따라서 쉬는 시간에도 앉아서 공부를 하거나 잠을 자는 것은 신체 건강 측면에서 매우 불건강한 행위이다.

그러므로 일상에서 자주 몸을 움직이는 신체활동 없이 운동만으로 건강을 유지하기는 어렵다는 결론에 도달한다. 활발한 신체활동을 통해 기본적인 건강 상태를 유지하고, 더 높은 건강 수준을 원하거나 신체활동만으로 해결되지 않는 부분은 운동으로 보완하는 신체활동 모델을 적

3부 신체활동 시대, 건강운동 시대

용하여 실천하는 것이 중요하다.

질환관리 모델

질환관리 모델의 꼭대기에 '암'이 자리하고 있다. 질병통계가 시작된 이래 암은 부동의 사망 원인 1위였으니, 조금 과장되게 말하면, 대한민국 국민은 결국 암으로 사망하게 되는 셈이다.

암의 생존율이 예전에 비해 높아졌다고는 하나, 여전히 생명을 위협하는 질환임에는 변함이 없다. 그런데 사실 암도 만성질환의 일종이다. 우리 몸에는 항상 암세포가 존재하지만, 이들이 자라지 않는 이유는 면역 기관이 이를 억제하고 제거하기 때문이다. 반면에 암세포가 자라기 좋은 환경이 제공되면 암세포는 빠르게 증식한다. 그런 환경 중 대표적

그림 29. **질환관리 모델**

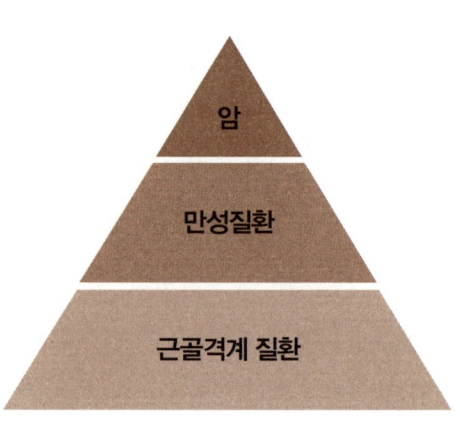

인 것이 당뇨병과 비만 같은 만성질환이다. 특히 제2형 당뇨병과 비만은 인슐린 저항성을 유발하여 암세포의 증식을 촉진한다. 따라서 암을 예방하려면 우선 관련 만성질환을 예방해야 한다.

대부분의 만성질환 예방 지침에는 신체활동이 포함된다. 문제는 활발한 신체활동을 하려면 근골격계 건강이 전제되어야 한다는 점이다. 적정 강도로 걷거나 계단을 오르고, 산행을 하려면 발·발목·무릎·허리가 튼튼해야 하고, 상체 저항 운동을 하려면 어깨에 이상이 없어야 한다. 그런데 2부 4장에서 살펴본 바와 같이, 국민의 3분의 1이 근골격계 질환을 가지고 있으며, 이 중 무릎·허리·어깨가 차지하는 비중이 70% 이상이다. 신체활동을 하기 위한 기본 전제 조건이 열악하다는 뜻이다.

근골격계 질환은 그 자체로도 고통을 주지만, 신체활동 수행을 방해함으로써 만성질환 발병 위험을 높이는 악순환을 만든다. 따라서 근골격계 질환 예방에 주의를 기울여야 하며, 만약 근골격계 질환이 발생했다면, 적절한 치료와 운동재활을 통해 기능을 회복하여 신체활동에 지장이 없도록 해야 한다.

많은 경우 통증이 사라지면 다 나았다고 생각하는데, 이는 크게 잘못된 인식이다. 근골격계에 통증이 발생하여 휴식기를 가지면, 그 기간만큼 신체 기능이 퇴화한다는 사실을 잊어서는 안 된다. 통증 조절을 위해 약물, 주사, 물리치료 등으로 증상이 해소되면, 반드시 적절한 운동재활을 통해 본래의 기능을 회복하여 신체활동 권장 지침을 충분히 수행할 수 있는 근골격계 상태를 만들어야 한다. 이와 같은 상태가 되어야 신체

3부 신체활동 시대, 건강운동 시대   117

활동을 통해 다양한 만성질환을 효과적으로 예방·관리할 수 있기 때문이다.

따라서 질환관리 모델에 따라, 근골격계 질환을 예방하는 신체활동을 적극적으로 실천해 만성질환을 예방하고 개선할 수 있는 토대를 만들어야 한다. 근골격계 질환이 발생한 경우에는 단순한 통증 완화에 그치지 말고, 기능 회복을 위한 운동재활을 통해 권장 수준의 유산소 및 저항 운동을 수행할 수 있는 몸 상태를 갖추는 것을 목표로 해야 한다.

4부

대한민국
체육지도자의

빛과 그림자

스포츠지도사의 역할과
더 나은 미래를 위한 고민

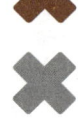

체육의 정의

2015년에 개정된 국가체육지도자 자격 분류를 보면 종류는 여러 가지지만 '스포츠지도사'라는 공통 분모를 가지고 있는 스포츠지도사와 건강운동관리사로 나눠짐을 알 수 있다. 즉, 우리나라 국가체육지도자는 스포츠 혹은 운동을 지도하는 사람이라고 정리할 수 있겠다.

그림 30. **국가체육지도자 자격 분류**

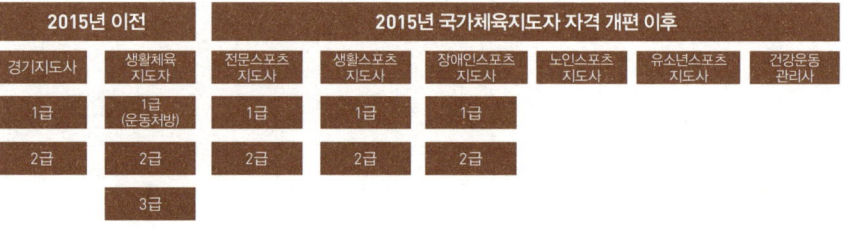

120   나는 대한민국 건강운동관리사다

스포츠 혹은 운동을 지도하는 사람을 체육지도자라고 정의하면 이해가 편한데, 현행법상 스포츠와 체육의 정의를 규정한「스포츠기본법」과「국민체육진흥법」에서 이 두 용어의 개념을 서로 다르게 정의하고 있어 혼란을 주고 있다.

「스포츠기본법」제3조(정의)

- "스포츠"란 건강한 신체를 기르고 건전한 정신을 함양하며 질 높은 삶을 위하여 자발적으로 행하는 신체활동을 기반으로 하는 사회문화적 행태를 말하며, 「국민체육진흥법」제2조제1호에 따른 체육을 포함한다.

「국민체육진흥법」제2조(정의)

- "체육"이란 운동경기·야외 운동 등 신체활동을 통하여 건전한 신체와 정신을 기르고 여가를 선용하는 것을 말한다.

「스포츠기본법」에서 스포츠는「국민체육진흥법」에서 정의하는 체육을 포함한다고 설명하고 있다. 그럼 스포츠와 체육의 관계는 어떻게 되는가. 스포츠가 체육을 포함하므로 체육보다 상위의 개념일까, 아니면 같은 위상의 개념일까?

우리나라 국가체육지도자를 명시한 것은「국민체육진흥법」이므로 이 법에서 정의한 체육의 정의에 따라 국가체육지도자를 운용하면 될 것이다. 하지만 스포츠 참여권, 스포츠 안전권, 스포츠 발전권, 스포츠 향유권 등 4가지 '스포츠권'의 내용을 담은「스포츠기본법」에서 다루는 '스포

츠'와 '체육'의 정의가 다르다면 체육의 개념 체계에도 크게 영향을 줄 수 있어 바로잡을 필요가 있다.

「국민체육진흥법」에서의 체육은 "운동경기·야외 운동 등 신체활동을 통하여"라고 정의하므로 스포츠, 운동, 신체활동 모두를 포괄하는 최상위 개념이 된다. 그래서 상황에 따라 이를 혼용해서 사용한다. 신체활동도 체육활동이 되고, 운동도 체육활동이 되며, 스포츠도 체육활동이 된다는 말이다. 그러나 「스포츠기본법」에서는 스포츠가 체육을 포함한다고 정의하고 있어 용어 사용에 혼란을 주고 있다. 심지어 〈스포츠권의 헌법적 보장〉(김상겸, 2000)에서는 체육을 스포츠의 번역어로 보기도 한다.[29]

만약 체육이 스포츠의 번역어라면, '체육지도자'와 '스포츠지도자'는 표현만 다른 동일한 개념이 된다. 체육지도자와 스포츠지도자가 같은 개념이라면 체육지도자 중 하나인 건강운동관리사를 스포츠지도자로 불러도 되게 된다. '운동지도자'를 '스포츠지도자'로 부르게 되는 셈이다.

좀 이상하지 않은가? 스포츠는 본질적으로 경쟁을 통해 승부를 가르는 신체활동의 한 형태인데, 스포츠가 체육을 포함하는 사회·문화적 행태라는 광의적 개념은 용어의 위계를 무너뜨리는 것이다. 결론적으로 「스포츠기본법」에서 제시한 스포츠가 체육을 포함한다는 부분은 잘못된 정의이다.

박덕진(2023)의 〈스포츠지도자와 스포츠지도사 자격제도에 관한 법적 연구〉에서도 이러한 용어 사용의 법리적 불합리성을 명확히 지적하고 있다.[30] 아래에 해당 내용을 인용한다.

"실정법(「국민체육진흥법」과 「스포츠기본법」_저자주)이 스포츠와 체육을 구분하고 있음에도, 「스포츠기본법」에서는 스포츠와 체육이란 용어를 함께 사용하고 있으며, 일상에서 스포츠인과 체육인이란 용어를 함께 사용하고 있다. 그런데 법률상 정의가 다른 양 용어를 동일한 의미로 사용할 수 있는지는 법률적 관점에서는 의문이다. 법률적으로는 「스포츠기본법」상 스포츠와 「국민체육진흥법」상 체육은 같은 범위와 내용을 갖는 동일한 용어가 아니다. 그래서 법적으로 스포츠인과 체육인을 같은 의미로 보는 것도 문제이고, 동일한 관점에서 스포츠지도자와 체육지도자를 동일하게 볼 수 있는지도 문제이다."

이처럼 스포츠와 체육은 법률적 · 학문적 · 문화적으로 명확히 구분되는 개념으로, 단순히 동일시하거나 치환하기 어려운 용어들이다. 따라서 「스포츠기본법」에서 스포츠를 체육의 상위 개념으로 사용하는 것이 타당한지에 대해 학문적 · 법률적으로 심도 있는 재검토가 필요하다.

더욱이 '신체활동'이 국민 건강 증진을 위한 보건의료 현장에서 핵심 개념으로 부각되고 있는 시대적 흐름에서, 스포츠를 체육을 포함한 최상위 개념어로 정의하는 것은 적절치 않다. 스포츠의 정의에 관한 박덕진(2023)의 연구는 이러한 문제의식을 분명하게 드러내고 있다. 아래에 해당 내용을 인용한다.

"스포츠가 대중화 · 생활화되었다고 하지만, 모든 국민이 스포츠 활동을 한다고 스포츠인이 될 수는 없다. 그런 점에서 신체활동과 경쟁이란 요

소를 스포츠의 정의에 핵심으로 본 독일 체육회의 스포츠 정의는 숙고해 볼 필요가 있다."

'신체활동–운동–스포츠'로 이어지는 피라미드 또는 동심원 구조는 상식적으로도 이해하기 쉬운 개념 체계다. 인간의 기본적인 움직임을 의미하는 신체활동을 바탕으로, 체력 향상을 목적으로 한 운동이 이루어지고, 그 위에 승부를 전제로 한 스포츠가 위치하는 단계별 구조는 체계적이다. 법의 본래 취지가 잘 반영될 수 있도록 「스포츠기본법」의 스포츠의 정의가 바로잡히길 바란다.

그림 31. 신체활동-운동-스포츠-체육의 관계

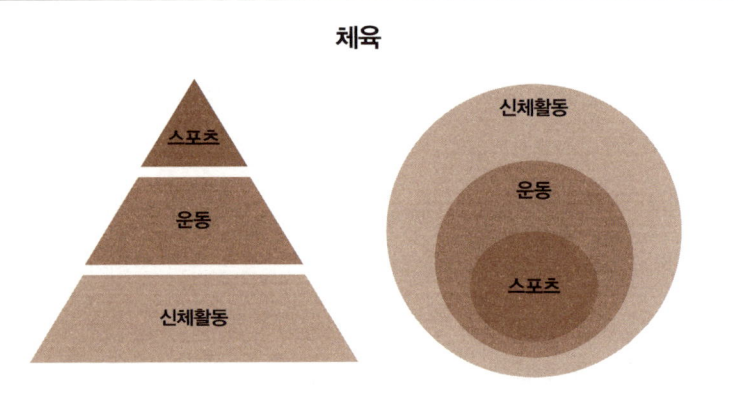

나는 대한민국 건강운동관리사다

스포츠지도사의 정의와 자격 종목

스포츠지도사는 "문화체육관광부장관이 정하여 고시하는 자격 종목에 대하여 전문체육이나 생활체육을 지도하는 사람"으로 정의하고 있다 (「국민체육진흥법」 제2조 정의). 즉, 스포츠지도사는 '스포츠 종목'을 지도하는 사람이다. 스포츠지도사는 자격의 종류와 종목의 수를 놓고 볼 때, 우리나라 정부가 발급하는 최대 규모의 국가체육지도자 자격이다. 구체적으로 다음과 같다.

1 · 2급 전문스포츠지도사 각 57개 종목, 1 · 2급 생활스포츠지도사 각 66개 종목, 1 · 2급 장애인스포츠지도사 37개 종목, 유소년스포츠지도사 62개 종목, 노인스포츠지도사 60개 종목으로 모두 합해 442종의 스포츠지도사가 존재한다. 다음은 스포츠지도사 전체 자격 종목 표이다.

표 3. 스포츠지도사 자격 종목

전문스포츠지도사(57개 종목)
가라테, 검도, 골프, 궁도, 근대5종, 농구, 당구, 댄스스포츠, 럭비, 레슬링, 루지, 바이애슬론, 배구, 배드민턴, 보디빌딩, 복싱, 볼링, 봅슬레이스켈레톤, 빙상, 사격, 사이클, 산악, 세팍타크로, 소프트볼, 소프트테니스, 수상스키, 수영, 수중, 스쿼시, 스키, 승마, 씨름, 아이스하키, 야구, 양궁, 에어로빅, 역도, 요트, 우슈, 유도, 육상, 인라인스케이트, 조정, 주짓수, 체조, 축구, 카누, 컬링, 탁구, 태권도, 택견, 테니스, 트라이애슬론, 펜싱, 하키, 핸드볼, 힙합
장애인스포츠지도사(37개 종목)
골볼, 농구, 당구, 댄스스포츠, 럭비, 론볼, 바이애슬론·크로스컨트리, 배구, 배드민턴, 보치아, 볼링, 사격, 사이클, 수영, 스노보드, 승마, 아이스하키, 알파인스키, 양궁, 역도, 요트, 유도, 육상, 조정, 축구, 카누, 컬링, 탁구, 태권도, 테니스, 트라이애슬론, 파크골프, 펜싱

4부 대한민국 체육지도자의 빛과 그림자   125

생활스포츠지도사(65개 종목)
검도, 게이트볼, 골프, 국학기공, 궁도, 농구, 당구, 댄스스포츠, 등산, 라켓볼, 럭비, 레슬링, 레크리에이션, 배구, 배드민턴, 보디빌딩, 복싱, 볼링, 빙상, 사격, 세팍타크로, 소프트볼, 소프트테니스, 수상스키, 수영, 스쿼시, 스키, 스킨스쿠버, 승마, 씨름, 아이스하키, 야구, 양궁, 에어로빅, 오리엔티어링, 요트, 우슈, 윈드서핑, 유도, 육상, 인라인스케이트, 자전거, 조정, 족구, 주짓수, 줄넘기, 철인3종경기, 체조, 축구, 치어리딩, 카누, 탁구, 태권도, 택견, 테니스, 파크골프, 패러글라이딩, 펜싱, 풋살, 플로어볼, 하키, 합기도, 핸드볼, 행글라이딩, 힙합

노인스포츠지도사(60개 종목)
검도, 게이트볼, 골프, 국학기공, 궁도, 그라운드골프, 농구, 당구, 댄스스포츠, 등산, 라켓볼, 럭비, 레슬링, 레크리에이션, 배구, 배드민턴, 보디빌딩, 복싱, 볼링, 빙상, 사격, 세팍타크로, 소프트테니스, 수상스키, 수영, 스쿼시, 스키, 스킨스쿠버, 승마, 씨름, 아이스하키, 야구, 양궁, 에어로빅, 오리엔티어링, 요트, 우슈, 윈드서핑, 유도, 육상, 인라인스케이트, 자전거, 조정, 족구, 철인3종경기, 체조, 축구, 카누, 탁구, 태권도, 택견, 테니스, 파크골프, 패러글라이딩, 펜싱, 풋살, 하키, 합기도, 핸드볼, 행글라이딩

유소년스포츠지도사(62개 종목)
검도, 게이트볼, 골프, 궁도, 농구, 당구, 댄스스포츠, 등산, 라켓볼, 럭비, 레슬링, 레크리에이션, 배구, 배드민턴, 보디빌딩, 복싱, 볼링, 빙상, 사격, 세팍타크로, 소프트테니스, 수상스키, 수영, 스쿼시, 스키, 스킨스쿠버, 승마, 씨름, 아이스하키, 야구, 양궁, 에어로빅, 오리엔티어링, 요트, 우슈, 윈드서핑, 유도, 육상, 인라인스케이트, 자전거, 조정, 족구, 줄넘기, 철인3종경기, 체조, 축구, 카누, 탁구, 태권도, 택견, 테니스, 파크골프, 패러글라이딩, 펜싱, 풋살, 플라잉디스크, 플로어볼, 피구, 하키, 합기도, 핸드볼, 행글라이딩

다른 듯 비슷한 스포츠지도사 시험

스포츠지도사 시험은 총 8종류로 구분된다. 전문스포츠지도사(1 · 2급), 생활스포츠지도사(1 · 2급), 장애인스포츠지도사(1 · 2급), 노인스포츠지도사, 유소년스포츠지도사가 이에 해당되며, 이들 자격명에는 공통적으로 '스포츠'라는 단어가 포함된다. 이는 스포츠를 지도하는 자에게 부여되는 국가자격임을 의미한다.

주목할 부분은 자격명 앞에 붙는 전문, 생활, 장애인, 노인, 유소년이라는 표현이다. 겉보기에는 각각이 고유한 영역의 전문 자격인 듯하지만, 실제 시험에서는 이 점이 크게 반영되지 않는다.

이러한 사실은 동일 급수의 스포츠지도사 시험 과목을 비교해 보면 명확해진다. 예를 들어, 2급 전문스포츠지도사, 2급 생활스포츠지도사, 2급 장애인스포츠지도사, 유소년스포츠지도사, 노인스포츠지도사는 모두 공통된 필기시험 과목을 응시한다. 차이가 있다면, 대상자의 특수성을 반영해 1과목의 필수 과목이 달라질 뿐이다. 장애인스포츠지도사는 특수체육, 유소년스포츠지도사는 유아체육론, 노인스포츠지도사는 노인체육론을 필수로 응시하고 그 외 나머지 과목은 동일하다.

전문스포츠지도사와 생활스포츠지도사 간에는 100% 동일한 시험을 치른다. 이와 같은 내용은 '2024년도 2급류 체육지도자 필기시험 문제지'의 첫 페이지에서 쉽게 확인할 수 있다.

장애인, 유소년, 노인을 지도하기 위해 단지 '특수체육론', '유아체육론', '노인체육론' 1과목만 추가하는 것으로 충분할까? 장애인의 운동생리와 유소년, 노인의 운동생리가 과연 동일할까? 단 1과목만으로 해당 집단의 생리적 특성과 운동 특성, 지도 방법의 차이를 충분히 반영하기는 어려울 것이다. 다행히 구술시험을 통해 일부 보완하고 있지만, 필기시험에서 차별성이 별로 없다는 것은 전문성 측면에서 미흡함이 크다.

이렇듯 건강운동관리사를 제외하면, 스포츠지도사 자격들은 종류만 다양할 뿐, 개별 자격이 고유의 전문성을 뚜렷하게 담고 있다고 보기 어렵다. 선수나 장애인과 같은 특수집단을 제외하면, 나머지 자격은 일반

4부 대한민국 체육지도자의 빛과 그림자　　　　127

그림 32. 2급류 체육지도자 필기시험 문제지

2024년도 2급류 체육지도자
필기시험 문제지

(2급 전문 / 2급 생활 / 2급 장애인 / 유소년 / 노인)

문제유형	A형
시험일시	2024. 4. 27. (토) 10:00 ~ 11:40

유의사항

2급 전문, 2급 생활 자격증 응시자: 선택과목 중 **5개 과목** 선택 (필수과목 없음)
2급 장애인 자격증 응시자: 선택과목 중 **4개 과목**, 필수과목 중 **특수체육론** 선택
유 소 년 자격증 응시자: 선택과목 중 **4개 과목**, 필수과목 중 **유아체육론** 선택
노 인 자격증 응시자: 선택과목 중 **4개 과목**, 필수과목 중 **노인체육론** 선택

과목코드 및 페이지

선택과목	스포츠사회학 (과목코드: 11)	1 면
	스포츠교육학 (과목코드: 22)	3 면
	스포츠심리학 (과목코드: 33)	6 면
	한국체육사 (과목코드: 44)	9 면
	운동생리학 (과목코드: 55)	11 면
	운동역학 (과목코드: 66)	13 면
	스포츠윤리 (과목코드: 77)	16 면
필수과목	특수체육론 (과목코드: 01)	18 면
	유아체육론 (과목코드: 02)	21 면
	노인체육론 (과목코드: 03)	24 면

KSPO 국민체육진흥공단

인을 생애주기별로 구분해 놓은 것에 불과하다. 그래서 필기시험 과목이 크게 다르지 않을 수도 있으나 그것이 타당한지에 대해서는 검토가 필요하다.

2015년 국가체육지도자 자격 개편의 취지는 대상자 중심의 자격 구조 정립에 있었다. 그럼에도 불구하고 현행 체계는 여전히 선정 과목, 평가 내용, 전문성 분화 측면에서 재검토의 여지를 안고 있다. 특히, 선택 과목 제도는 스포츠지도사 시험의 가장 심각한 문제점이다.

스포츠지도사 필기시험 제도의 맹점과 개선 방안

현재 2급류 스포츠지도사 시험은 만 18세 이상이면 누구나 응시할 수 있다. 사실, 이 요건부터 조정이 필요하다. 체육학을 체계적으로 배우지 않고 몇 개의 시험 과목으로 체육지도자를 국가가 인정하는 것은 바람직해 보이지 않는다.

무엇보다 스포츠지도사 시험 제도에서 가장 시급하게 손봐야 할 부분은 2급류 시험의 '선택 과목'의 폐지다. 필기시험은 스포츠지도사가 되기 위한 지식을 검증하는 방법이다. 그런데 시험 과목을 선택하게 하면 지도자로서 요구되는 공통적인 지식에 차이가 생기게 된다.

표 4. 자격 종류별 필기시험 과목

자격 종류 및 등급	필수 과목	선택 과목
전문스포츠지도사 1급	스포츠영양학, 운동상해, 체육측정평가론, 트레이닝론	없음
전문스포츠지도사 2급	없음	[7과목 중 5과목] 스포츠교육학, 스포츠사회학, 스포츠심리학, 스포츠윤리, 운동생리학, 운동역학, 한국체육사
장애인스포츠지도사 1급	장애인스포츠론, 운동상해, 체육측정평가론, 트레이닝론	없음
장애인스포츠지도사 2급	특수체육론	[7과목 중 4과목] 스포츠교육학, 스포츠사회학, 스포츠심리학, 스포츠윤리, 운동생리학, 운동역학, 한국체육사
생활스포츠지도사 1급	건강교육론, 운동상해, 체육측정평가론, 트레이닝론	
생활스포츠지도사 2급	없음	[7과목 중 5과목] 스포츠교육학, 스포츠사회학, 스포츠심리학, 스포츠윤리, 운동생리학, 운동역학, 한국체육사
노인스포츠지도사	노인체육론	[7과목 중 4과목] 스포츠교육학, 스포츠사회학, 스포츠심리학, 스포츠윤리, 운동생리학, 운동역학, 한국체육사
유소년스포츠지도사	유아체육론	[7과목 중 4과목] 스포츠교육학, 스포츠사회학, 스포츠심리학, 스포츠윤리, 운동생리학, 운동역학, 한국체육사

필기시험 7과목은 크게 자연과학 계열 2과목(운동생리학, 운동역학)과 인문사회과학 계열 5과목(스포츠교육학, 스포츠사회학, 스포츠심리학, 스포

츠윤리, 한국체육사)으로 구성되어 있다. 이 구성대로라면 운동생리학과 운동역학을 공부하지 않고도 2급류의 스포츠지도사가 될 수 있다.

현재의 스포츠지도사 시험 제도는 하나의 2급 스포츠지도사를 따면 필기시험을 다시 보지 않고도 전문스포츠지도사를 제외한 모든 2급류의 스포츠지도사를 취득할 수 있고(장애인, 유소년, 노인 분야는 필수과목만 응시하면 된다), 3년 후에는 1급류의 스포츠지도사도 취득할 수 있다. 이런 제도상의 맹점으로 인해 모든 체육대학에서 필수 과목으로 지정된 운동생리학을 공부하지 않고도 전문스포츠지도사를 제외한 모든 종류의 스포츠지도사를 취득할 수 있는 해괴망측한 일이 벌어지게 된다. 과연 이렇게 운영되어도 되는 것일까?

생리학은 생명의 이치를 다루는 학문으로, 의학에서 필수적으로 다루는 기초 과목이다. 생리학은 이를테면, 우리가 마신 공기와 섭취한 음식이 체내에서 어떻게 소화·흡수·운반·대사되는지, 심장·폐·뇌·위장 등 주요 기관이 어떤 기능을 수행하고 상호작용하는지 탐구한다.

운동생리학은 생리학에 기반을 두고 운동이라는 자극에 우리 몸이 어떻게 반응하고 적응하는지 과학적으로 분석하는 학문이다. 예컨대, 운동하면 왜 숨이 가빠지는지, 왜 땀이 나는지, 근육은 왜 커지고 근육통은 왜 생기는지, 식사와 운동 시간의 적당한 간격을 두어야 하는 이유는 무엇인지에 대한 탐구가 운동생리학에서 이루어진다. 이처럼 운동생리학은 스포츠 활동의 원리를 이해하고, 운동 효과를 극대화하며, 부상을 예방하기 위해 배워야 할 가장 기초적인 학문이다.

그렇다면 묻지 않을 수 없다. 운동생리학에 대한 기본적인 이해 없이

스포츠지도자가 되어 타인을 지도해도 무방한가? 스포츠를 지도하여 타인의 건강에 영향을 주는 사람이라면, 출발점은 당연히 '우리 몸이 운동에 어떻게 반응하는가'를 이해하는 데서 시작되어야 한다.

그런데도 현재의 스포츠지도사 시험 제도는 운동생리학을 선택 과목으로 분류해 응시자가 이를 회피할 수 있도록 허용하고 있다. 운동생리학을 전혀 공부하지 않고도 국가체육지도자가 되는 길이 열려 있는 셈이다. 이러한 제도는 스포츠지도사의 기본 자질과 전문성 확보라는 측면에서 심각한 결함이다.

운동생리학은 스포츠지도사라면 필수로 공부해야 할 기초 학문으로, 모든 자격 유형에서 공통으로 지정되어야 한다. 이와 같은 관점을 가지고 스포츠지도사 자격의 전문성을 확보하는 방향으로 필기시험 과목의 개편을 다음과 같이 제안한다.

2급류 스포츠지도사 필기시험 필수 과목으로 운동생리학, 트레이닝론, 운동상해, 스포츠심리학, 스포츠윤리학 5개 과목을 지정하는 것이 바람직하다고 생각한다.

이 다섯 과목은 스포츠 지도에 필요한 핵심 역량을 유기적으로 연결하며, 하나의 통합된 스토리라인을 형성한다. 예를 들어, 보디빌딩 종목에서 저항 운동을 지도하는 상황을 떠올려 보자. 운동생리학은 "근육이 왜 커지는가"라는 원리를 설명한다. 트레이닝론은 "어떻게 운동해야 효과적으로 근육을 키울 수 있는가"를 다루며, 운동상해는 운동 과정에서 발생할 수 있는 부상을 "어떻게 예방하고 관리할 것인가"에 대한 지식을 제공한다.

신체적 측면에서 3과목을 공부했다면 나머지 2과목은 정신적 측면의 공부로 채운다. 스포츠심리학은 장기적으로 운동을 수행할 수 있도록 동기를 유발하고, 목표를 설정하며, 스트레스와 슬럼프에 대처하는 전략 등을 다루며, 스포츠윤리학은 지도자가 이 모든 과정을 공정하고 책임감 있게 수행하도록 올바른 방향을 제시하는 기준을 제공한다.

이렇듯 각 과목은 독립적으로도 중요하지만 함께 구성될 때 완성도를 높일 수 있다. [운동의 원리 → 운동 설계 → 안전 관리 → 심리적 지속성 → 윤리적 기준]이라는 일관된 흐름을 갖게 한다. 따라서 이 5개 과목은 필수 과목으로 모든 스포츠지도사에게 공통적으로 요구해야 한다. 3과목은 자연과학 계열이고 2과목은 인문사회과학 계열로 이과 · 문과 계열의 균형도 맞다.

운동이라는 자극에 대한 신체의 반응과 변화를 다루는 가장 기초적인 과목인 운동생리학을 선택 과목으로 두고, 훈련의 원리와 방법을 설명하는 트레이닝론(현재는 1급 시험 과목)을 배우지 않은 채 스포츠지도사가 되는 것은 매우 부적절하다.

운동상해 역시 현재는 1급류에서 다뤄지는데, 이것 또한 잘못된 판단이다. 스포츠는 그 특성상 부상의 위험이 높은 신체활동이다. 실제로 〈스포츠안전사고 실태조사 종합 보고서, 2020〉에 따르면, 스포츠 참여자의 64.3%가 크고 작은 부상을 경험했으며, 농구 · 축구 · 야구 · 족구 · 스키 등 인기 종목에서는 80% 이상이 부상 경험하고 있다고 보고하고 있다.

이런 상황을 고려할 때, 2급 자격 취득 후 3년 이상 지도 경력을 쌓아야 응시할 수 있는 1급에서 운동상해를 공부하게 하는 것은 명백히 현실

과 동떨어진 제도다. 스포츠지도사는 현장에서 언제든 만날 수 있는 부상을 예방하고 적절히 대응할 수 있어야 하며, 이를 위해서 운동상해에 대한 지식이 2급부터 필수적으로 요구되어야 한다.

다행히 이러한 부족한 부분을 연수를 통해 일부 보완하고 있다. 하지만 기초적인 이론 학습이 되어 있지 않은 상태에서 이루어지는 연수는 효과가 크게 떨어질 것이다. 연수에서는 오히려 이론적 학습이 충분히 이루어진 상태에서 실습 위주로 진행되어야 교육 효과를 극대화할 수 있다.

표 5. 2024년 강원대학교 2급 생활스포츠지도사 일반과정 연수 시간표

구분	1주차(16시수)		2주차(15시수)		3주차(17시수)		4주차(18시수)	
	토(3일)	일(4일)	토(10일)	일(11일)	토(17일)	일(18일)	토(24일)	일(25일)
09:00~10:00	OT	트레이닝 실무	도핑 방지	공정경쟁	건강 및 부상관리 I	스포츠센터 운영 및 관리	생활체육 프로그램 운영 및 관리	스포츠시설 및 용품관리
10:00~11:00	선수와 인권		컨디셔닝 관리	컨디셔닝 관리				
11:00~12:00	(성)폭력 방지							
12:00~13:00	점심시간							
13:00~14:00	스포츠 심리	트레이닝 실무	컨디셔닝 관리	컨디셔닝 관리	건강 및 부상관리 I	스포츠와 법	안전사고 예방 (이론)	연령별·수준별 프로그램 개발 및 운영
14:00~15:00								
15:00~16:00		커뮤니케이션 및 상담기법	선수·지도자·심판 윤리	스포츠클럽 운영	건강 및 부상관리 II	스포츠 행정실무	안전사고 예방 (실기)	
16:00~17:00								
17:00~18:00							연령별·수준별 프로그램 개발 및 운영	연령별·수준별 프로그램 개발 및 운영(평가)
18:00~19:00								

표 6. 2024년 용인대학교 2급 생활스포츠지도사 일반과정 연수 시간표

교시	시간	2024. 8. 5.(월)	2024. 8. 6.(화)	2024. 8. 7.(수)	2024. 8. 8.(목)	2024. 8. 9.(금)	2024. 8. 10.(토)	2024. 8. 11.(일)	2024. 8. 12.(월)
1	9:00 ~ 9:50	오리엔테이션	온라인 강의 선수와 인권 (2)	안전사고 예방 (4) 송일훈	안전사고 예방 (4) 송일훈	컨디션 관리 (4) 오태웅	스포츠클럽 운영 박성현	현장실습 2차	현장실습 3차
2	9:50 ~ 10:40	스포츠 심리 및 트레이닝 실무 (4) 김관규							
3	10:40 ~ 11:30		(성폭력 방지) (1) 온라인 강의						
4	11:30 ~ 12:20		선수*지도자* 성판 윤리 (1) 조정운				(성폭력 방지) (1) 온라인 강의		
4	11:30 ~ 12:20								
휴식	12:20 ~ 13:00								
5	13:00 ~ 13:50	연령별 수준별 프로그램 개발 및 운영 (5) 손나래	생활체육 프로그램 운영 및 관리 (3) 성동호	건강 및 부상관리 (3) 민석기	건강 및 부상관리 (2) 민석기	컨디션 관리 (2) 오태웅	스포츠 행정실무 (3) 곽녀현		
6	13:50 ~ 14:40								
7	14:40 ~ 15:30					도핑방지 (KADA)(1) 협회 강사			
8	15:30 ~ 16:20		연령별 수준별 프로그램 개발 및 운영 (4) 김승호	스포츠 심리 및 트레이닝 실무 (4) 구병모	스포츠 심리 및 트레이닝 실무 (2) 구병모	스포츠 시설 및 용품 관리 (3) 김욱기	현장실습 1차	현장실습 2차	현장실습 3차
9	16:20 ~ 17:10								
10	17:10 ~ 18:00	커뮤니케이션 및 상담기법 (3) 김욱기			스포츠 센터 운영 및 관리 (3) 한청수	스포츠의 법 (2) 백수원			
11	18:00 ~ 18:50								
12	18:50 ~ 19:40								

4부 대한민국 체육지도자의 빛과 그림자

또 다른 문제는 연수원마다 과목별 이수 시간이 다르다는 점이다. 2024년 2급 생활스포츠지도자 연수원으로 지정된 강원대학교와 용인대학교의 연수 시간표를 보면 이 점을 확인할 수 있다. 트레이닝론과 운동상해 관련 지식을 보완하기 위해 추가한 것으로 보이는 '트레이닝 실무'와 '건강 및 부상관리'의 연수 시간이 강원대학교는 각각 6시간과 8시간인 반면, 용인대학교는 8시간과 6시간이다.

용인대학교의 경우, '스포츠 심리 및 트레이닝 실무'에서 '스포츠 심리'와 '트레이닝 실무' 두 과목을 10시간에 통합해 다루고 있고, 강원대학교는 '스포츠 심리'와 '트레이닝 실무'를 각각 6시간을 배정하고 있어 차이가 있다.

이는 과목별 세부 연수 시간에 대한 명확한 기준 없이 범위만 설정하고 나머지는 연수원 재량에 맡기기 때문이며, 이로 인해 동일한 국가 자격 연수임에도 불구하고 과목별 이수 시간에 차이가 발생하는 것이다.

급수별 필기시험 과목의 재구성

필기시험과 연수 간의 유기적인 연계를 통해 교육 효과를 높이기 위해서는, 2급류 시험은 현장 중심의 과목으로, 1급류 시험은 보다 넓은 시야와 통찰력을 함양할 수 있는 과목들로 재구성할 필요가 있다.

● 2급류 필수 5과목: 운동생리학, 트레이닝방법론, 운동상해, 스포츠심리학,

스포츠윤리

- 1급류 필수 4과목: 한국체육사, 체육철학, 건강교육론, 스포츠영양학
- 1급류 선택 과목: 스포츠교육학, 스포츠사회학 중 1과목

지도자는 과거와 현재, 미래를 유기적으로 연결할 수 있어야 한다. 즉, 과거를 통해 현재를 이해하고 미래의 방향성을 제시할 수 있는 능력을 갖추어야 한다. 따라서 1급류에서는 한국체육사를 필수 과목으로 지정해야 한다.

또한, 현재 1, 2급 어느 시험에도 포함되어 있지 않지만, 스포츠윤리와는 별개로 체육철학을 도입할 필요가 있다. 체육의 본질과 목적에 대한 성찰이 부족한 체육지도자는 단지 스포츠나 운동 기술만을 전달하는 '체육기술자'에 머무를 수 있기 때문이다.

다음으로, 건강교육론이다. 매년 실시되는 국민생활체육조사 결과를 보면, 국민들의 생활체육 참여 목적은 '여가 활용'이나 '재미 추구'보다는 '건강 증진'이 압도적으로 높은 것으로 나타난다. 이는 국민 대다수가 생활체육을 '건강 유지 및 증진을 위한 수단'으로 활용하고 있다는 것이다. 따라서 스포츠 참여자에게 적절한 건강 정보를 전달하고, 교육할 수 있는 체육지도자를 양성하는 것은 국민들의 실질적인 요구에 부응하는 일이다.

마지막으로 스포츠영양학이다. 현대인의 건강 관리에서 식사와 운동은 불가분의 관계에 있으므로 스포츠영양에 대한 과학적 지식은 체육지도자의 중요한 역량 중 하나가 되어야 한다.

기타 2급에서 다루었던 스포츠교육학, 스포츠사회학은 오히려 1급

4부 대한민국 체육지도자의 빛과 그림자

선택 과목으로 지정하는 것이 더 바람직할 수 있다. 교육자적인 역할과 사회 시스템에 관여하는 역할 중 선택을 주는 것이다.

정리하면, 2급 스포츠지도사는 다수의 인원이 실무에 배치되므로, 현장에서 많이 요구되는 기술적 역량을 강화하는 데 초점을 맞추어야 한다. 반면, 1급은 깊이 있는 인문적 소양을 바탕으로 넓은 시야와 통찰력을 갖추어, 스포츠를 통한 사회 변화와 가치 구현, 공동체 형성에 이바지할 수 있도록 전체적인 시험 과목을 재구성할 필요가 있다.

건강운동관리사
업무 영역 집중 탐구

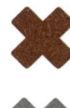

건강운동관리사의 정의

"건강운동관리사는 독보적인 국가자격이다."

이는 2023년, 대한건강운동관리사협회 홈페이지에 필자가 게재한 건강운동 칼럼의 제목이다. 조금은 도발적인 제목을 채택한 까닭은, 건강운동관리사가 스포츠지도사와는 분명히 다른 목적과 역할을 가진 체육지도자라는 점을 부각시키기 위해서였다.

앞서 설명한 바와 같이, 스포츠지도사는 각종 '스포츠 종목'의 기술 습득을 지도하도록 설계된 국가자격이다. 따라서 자격시험을 응시할 때 반드시 특정 종목을 선택하게 되어 있고, 자격 취득 후에는 해당 종목만 지도할 수 있다. 즉, 태권도 스포츠지도사는 수영을 지도할 수 없다는

말이다. 이처럼 스포츠지도사는 스포츠 종목을 가르치는 사람임을 분명히 인식해야 한다.

반면에 건강운동관리사는 특정 스포츠 종목이 아닌 '운동'을 지도하는 전문가다. 이 점에서 스포츠지도사와 근본적인 차별성을 갖는다. 큰 틀에서 같은 체육지도자이지만, '스포츠를 지도하는 사람'과 '운동을 지도하는 사람'은 그 역할이 크게 다르다. 「국민체육진흥법」에 명시된 건강운동관리사의 정의에서 그 차이를 알 수 있다.

「국민체육진흥법 시행령」 제2조(정의) 7. "건강운동관리사"란 개인의 체력적 특성에 적합한 운동 형태, 강도, 빈도 및 시간 등 운동 수행방법에 대하여 지도 · 관리하는 사람을 말한다.

정의를 상세히 보면 건강운동관리사의 역할을 크게 두 가지로 구분하여 알 수 있다. 하나는 체력의 측정평가이고, 또 하나는 실질적인 운동 프로그램의 설계이다. 개인의 체력적 특성에 적합한 운동을 지도하려면 현재의 체력적 특성을 알아야 하므로 체력의 측정평가는 운동 지도를 위한 선행 조건이 된다. 뒷부분의 운동 형태, 강도, 빈도, 시간은 운동처방의 4요소로 운동 프로그램 설계를 위한 기본 요소이다.

이 둘을 종합하면 건강운동관리사의 역할은 체력 측정 결과를 바탕으로 운동 프로그램을 설계하고, 지도하고, 관리하는 사람이라고 할 수 있다. 자격 정의에 이어 건강운동관리사의 응시 자격과 업무 범위를 살펴보자.

건강운동관리사의 응시 자격과 업무 범위

「국민체육진흥법 시행령」 제9조의2(건강운동관리사)

① 건강운동관리사는 다음 각 호의 어느 하나에 해당하는 사람으로서 건강운동관리사 자격을 취득하기 위한 자격 검정에 합격하고, 연수과정을 이수한 사람으로 한다.

　　1. 「고등교육법」 제2조에 따른 학교에서 체육 분야에 관한 학문을 전공하고 졸업한 사람(졸업 예정자를 포함한다)이거나 법령에 따라 이와 같은 수준의 학력이 있다고 인정되는 사람

② 건강운동관리사는 의사 또는 한의사가 의학적 검진을 통하여 건강 증진 및 합병증 예방 등을 위하여 치료와 병행하여 운동이 필요하다고 인정하는 사람에 대해서는 의사 또는 한의사의 의뢰(「의료기사 등에 관한 법률 시행령」 별표 1 제3호 가목 1) 및 7)의 물리요법적 재활훈련 및 신체교정운동 의뢰는 제외한다)를 받아 운동 수행방법을 지도 · 관리한다.

먼저 제①항 1호를 보면, 건강운동관리사는 체육 분야의 학문을 전공해야 한다고 되어 있다. 이는 체육 전공 여부와 관계없이 만 18세 이상이면 누구나 응시할 수 있는 스포츠지도사 자격과 극명하게 대비되는 부분이다.

스포츠지도사와 달리 건강운동관리사를 취득하기 위해서 체육을 전공해야 함은 이 자격이 전공의 특수성을 요하는 전문자격임을 국가가 인정하는 것이다.

다음으로 제②항은 '의사의 의뢰를 받아 운동을 지도하는 사람'으로

건강운동관리사를 정의하고 있다. 조금 더 자세하게 이 조항을 살펴보면, 건강운동관리사의 업무 범위가 '건강인'과 '질환자'로 구분되어 있음을 알 수 있다. "치료와 병행하여 운동이 필요하다고 인정하는 사람에 대해서는"이라는 문장에서, '대해서는'이라는 표현 때문에 그렇다.

즉, 치료를 병행하지 않는 사람, 다시 말해, 건강인은 의사의 의뢰 없이 건강운동관리사에게 운동 지도를 받을 수 있으며, 치료 중인 환자는 의사의 의뢰를 받아 건강운동관리사에게 운동 지도를 받을 수 있다는 뜻이다. 따라서 건강운동관리사는 의료계와 긴밀한 업무 관계를 맺고 있는 직군이 된다.

'건강운동' 이란

제②항에서 또 하나 주목할 부분은 "건강 증진 및 합병증 예방 등을 위하여…"라는 문구다. 이는 운동이 건강 증진과 합병증 예방에 효과가 있다는 전제를 담고 있다. 이러한 맥락에서 '건강운동'이라는 표현에 대해 생각해 볼 필요가 있다. 단순히 '운동'이라고 하지 않고 굳이 '건강'이라는 단어를 붙인 까닭은 무엇일까?

사실 '건강운동'은 법률적 정의가 있거나 학문적으로 정립된 용어는 아니다. 그럼에도 이 표현이 적절하다고 생각하는 까닭은, 운동의 목적을 건강 증진에 두고 있음을 분명히 드러낼 수 있기 때문이다. 건강운동이란 '건강 증진을 위한 운동', 혹은 '건강 관리를 위한 운동'으로 이해할

수 있다.

운동이 건강에 유익하다는 사실이 잘 알려져 있어 건강운동이라는 표현이 어색하게 느껴질 수도 있다. 그러나 이렇게 함으로써 운동의 핵심 목표가 건강에 맞춰져 있음을 강조할 수 있다.

"요즘 무슨 운동해?"라는 말이나, 스포츠 선수 대신에 운동선수라고 부르는 것처럼 스포츠와 운동을 혼용해서 사용하는 우리 문화에서 건강 증진을 위한 목적을 분명히 하기 위해 건강운동이라는 용어를 도입한 것은 큰 의미가 있다. 또한 운동의 목적이 체력 요소의 개선이나 유지에 있고, 체력 요소가 건강체력과 기술체력으로 나뉘는 점을 고려하면, 건강운동이라는 용어는 특히 건강체력 향상에 초점을 두고 있다는 점에서 적절하다고 할 수 있다.

재활훈련은 누가 해야 하나

마지막으로 살펴볼 내용은 제②항의 괄호 안, 즉 ( )에 명시된 재활훈련과 교정운동에 관한 부분이다. 이와 관련된 세부 내용은 「의료기사 등에 관한 법률 시행령」 별표 1 제3호에 수록되어 있으며, 그 내용은 다음과 같다.

의료기사, 보건의료정보관리사 및 안경사의 업무 범위
3. 물리치료사

가. 신체의 교정 및 재활을 위한 물리요법적 치료에 관한 다음의 구분에 따른 업무

1) 물리요법적 기능훈련 · 재활훈련

2) 기계 · 기구를 이용한 물리요법적 치료

3) 도수치료: 기구나 약물을 사용하지 않고 손으로 하는 치료

4) 도수근력(손근력) · 관절가동범위 검사

5) 마사지

6) 물리요법적 치료에 필요한 기기 · 약품의 사용 · 관리

7) 신체 교정운동

8) 온열 · 전기 · 광선 · 수(水)치료

9) 물리요법적 교육

「국민체육진흥법 시행령」 제9조의2(건강운동관리사) 제②항 가목의 1) 물리요법적 기능훈련 · 재활훈련과 7) 신체 교정운동은 물리치료사의 고유 업무 범위에 해당하므로, 건강운동관리사의 업무에서는 제외한다고 적시하고 있다. 즉, 의사의 의뢰를 받아 운동을 지도하되, 물리요법적 재활훈련 및 신체 교정운동 의뢰는 제외해야 하는 것이다. 이 때문에 많은 사람들이 건강운동관리사는 재활훈련을 지도해서는 안 되며, '재활'이라는 용어조차 사용할 수 없다고 오해하고 있다. 그러나 이는 법률적으로도, 학문적으로도, 현실적으로도 옳지 않다.

먼저 재활(再活)이라는 용어에 관해 살펴보자. 재활의 사전적 정의는 ① 다시 활동함, ② 장애가 있는 사람이 치료를 받거나 훈련을 하여 일

상생활이나 사회적 활동을 함, 이라고 되어 있다. 일반적으로 재활을 의료 용어로 보는 경향이 있지만 재활은 의료 용어가 아니다.

환자의 정의가 "질병, 상해, 분만 등으로 인해 진료를 받거나 받으려는 자"로 의료법에 명확히 적시되어 있는 것과 달리, 재활이라는 용어는 의료법에서 다루고 있지 않다. 사회·스포츠·교육 등 여러 분야에서 광범위하게 사용되고 있기 때문이다.

그럼 '장애'라는 표현은 어떠한가. 장애가 의료 용어처럼 느껴질 수도 있으나 장애 또한 사회적으로 폭넓게 사용하는 일반적인 용어일 뿐이다. 장애가 있다는 말은 신체 기관에 일시적이든 영구적이든 기능에 결함이 있다는 말이지, 장애가 있다고 해서 반드시 환자는 아니다. 장애를 의학적인 치료가 필요한 상태로 바라보면 장애는 곧 질병이 되고 모든 장애인은 환자가 된다. 맞지 않는 논리이다.

다시 의료기사법으로 돌아가면, 해당 조항에는 기능훈련·재활훈련 앞에 '물리요법적'이라는 단서가 붙어 있다. 그렇다면 물리요법적이 아닌 스포츠 혹은 운동 기능훈련·재활훈련은 건강운동관리사의 업무 범위에 포함될 수 있지 않을까?

재활이라는 개념은 넓은 스펙트럼을 가진다. 따라서 물리요법적 재활과 스포츠·운동재활을 구분할 필요가 있다. 물리치료사와 건강운동관리사가 다루는 재활의 영역·방법·목표가 서로 다르기 때문이다.

학문적으로 재활의 목표는 신체의 온전한 기능 회복에 있다. 여기서 기능 회복이란, 부상이나 질환 이전 상태로 되돌아가는 것뿐만 아니라, 부상 이전보다 더 건강한 상태로 회복되는 것까지 포함한다. 그렇다면

4부 대한민국 체육지도자의 빛과 그림자

부상당한 스포츠 선수에게 재활은 어떤 의미일까? 당연히 본인의 스포츠 활동에 복귀하는 것이 최종 목표다. 이 부분에서 물리요법적 재활과 스포츠·운동재활의 차이를 이해할 수 있다.

예를 들어, 스포츠 선수가 전방십자인대 파열로 수술을 받았다고 하자. 이 선수는 보통 6개월에서 12개월에 이르는 장기간의 재활훈련을 하게 된다. 초기에는 관절의 가동범위를 확보하고 정상적인 보행이 가능하도록 돕는 물리요법적 기능훈련·재활훈련이 주가 되지만, 일정 시점이 지나면 스포츠 기능 회복을 위한 강도 높은 스포츠재활이 필요해진다.

복귀 시점이 가까워질수록 선수는 해당 종목의 특성과 요구에 맞춘 고강도의 기능훈련과 재활 프로그램을 마쳐야 경기 복귀가 가능하다. 결국, 재활이라는 넓은 스펙트럼 안에서 시기별로 재활의 내용이 달라지는 것이다. 초기의 물리요법적 재활을 시작으로 중·후기에 스포츠재활을 거쳐야 비로소 재활이 완성된다.

그러므로 모든 기능훈련과 재활훈련을 물리치료사의 고유 업무로 바라보는 것은 적절하지 않다. 온전한 기능 회복을 위해서는 물리요법적 재활과 스포츠·운동재활을 구분하고, 단계적으로 접근하는 것이 필요하다. 즉, 초기 물리요법적 재활은 병원의 물리치료사가 담당하고, 이후에는 건강운동관리사가 스포츠·운동재활을 이어 가는 체계가 이상적이다.

이러한 단계적 접근은 이후 논의할 병원과 운동센터 간의 지역사회 연계 체계와도 연결된다. 재활의 모든 과정을 물리치료사 한 사람이 전

담하는 것은 현실적이지 않고, 전문성 측면에서도 바람직하지 않다. 각 단계에 적합한 전문가가 역할을 분담하여 협업하는 것이 환자의 회복과 건강 증진에 가장 효과적이다.

대부분의 물리치료사에게 받는 물리요법적 재활은 특정 부위의 국소 재활에 국한되는 경우가 많다. 예를 들어, 어깨에 문제가 생겨 병원을 찾으면 주로 어깨 치료와 재활에 집중하게 된다. 이는 물리요법적 재활이 어깨의 통증을 줄이고 일상생활이 가능한 수준의 기능 회복을 최우선 목표로 두기 때문이다. 문제는 재활하는 동안에 어깨를 제외한 다른 부위의 신체 기능이 약화된다는 것이다. 이는 신체 불균형을 야기해 추가적인 부상 위험을 증가시키고 새로운 통증 발생으로 이어질 수 있다. 따라서 전신 재활이 필요하다.

그렇다면 물리치료사가 전신 재활까지 맡으면 되는 것 아니냐고 물을 수 있다. 그러나 이는 현실적으로 매우 어렵다. 병원에서 주어진 치료 1시간 안에 해당 부위의 치료와 재활을 진행하기에도 빠듯한 상황에서,

표 7. 직군별 재활 단계

재활(再活, Rehabilitation)			
직군	물리치료사	건강운동관리사	스포츠지도사
목표 행위	신체활동	운동	스포츠
주요 업무	통증제어 국소부위 기능회복	전신 기능회복 건강체력 향상	운동체력 향상 스포츠 기술 습득
재활 단계	물리요법적 재활	스포츠·운동재활	

4부 대한민국 체육지도자의 빛과 그림자　　　　　　　147

전신을 아우르는 운동까지 프로그램에 포함시키는 것은 오히려 통증 부위의 치료를 위한 시간 할애를 줄이게 되어 회복을 방해할 수 있다. 게다가 전신 운동을 병원에서 수행하려면, 더 넓은 시설과 장비가 요구된다. 치료 장비뿐만 아니라 운동 장비도 갖춰야 하기 때문이다.

결국, 병원에서 통증을 제어하기 위한 기초적인 물리요법적 재활을 마친 후에는 해당 부위를 더욱 강화하기 위한 운동재활과 약해진 다른 신체 부위의 기능 회복을 할 수 있는 전신 운동이 이어져야 한다. 이것이 전신 재활이며, 건강운동관리사와 같은 전문 인력이 필요한 이유다.

교정운동은 건강운동관리사가 하면 안 되는 행위인가

「의료기사 등에 관한 법률 시행령」 별표 1 제3호 가목 7)에 따르면 신체 교정운동은 물리치료사의 업무 중 하나로 규정되어 있다. 이에 반해, 건강운동관리사의 업무 범위를 규정한 「국민체육진흥법 시행령」 제9조의2 제②항에서는 '물리요법적 재활훈련 및 신체 교정운동 의뢰는 제외한다'고 명시하고 있다. 그렇다면, '신체 교정운동' 또한 건강운동관리사가 수행해서는 안 되는 업무일까?

물리요법적 재활의 연장선에서 스포츠 · 운동재활이 필요한 것처럼, 교정운동 역시 같은 맥락에서 이해할 수 있다. 물리요법적 교정운동과 스포츠 기능적 교정운동을 구분한다면, 건강운동관리사 역시 교정운동을 수행할 수 있게 된다. 이는 지나친 어구 해석으로 업무 범위를 확장

하려는 의도가 아니다. 교정운동의 본래 목적을 달성하기 위한 수단으로서 역할 분배를 논하려는 것이다.

교정운동도 재활처럼 넓은 스펙트럼을 가진다. 자세 교정을 위한 특정 부위의 운동도 있지만 고중량의 스쾃이나 데드리프트 운동 중 자세를 바로잡기 위한 운동도 교정운동에 해당한다. 이러한 교정운동을 치료적 교정운동과 대비해 '스포츠 기능적 교정운동'이라고 부를 수 있다. 따라서 재활과 같이 교정운동의 완성도를 높이려면 신체 교정운동을 물리치료사의 업무로 한정할 것이 아니라, '치료적 교정운동'과 '스포츠 기능적 교정운동'으로 구분하여 건강운동관리사가 교정운동 지도에 동참할 수 있도록 해야 한다.

예를 들어, 현행법을 따른다면 둥근 어깨를 가진 사람은 물리치료사에게 신체 교정운동을 지도받은 후에 기타 운동을 해야 한다는 말이 된다. 그러나 이는 운동과 인체에 대한 이해가 부족해서 생겨난 잘못된 인식이다. 가령, 약간의 둥근 어깨를 가진 사람이 운동센터를 찾았다고 하자. 그는 자신의 상태를 알고 있지만, 통증도 없고 일상생활에 아무런 지장도 없어 굳이 병원에서 치료를 받을 정도라고 느끼지 못한다.

이러한 상황에서 건강운동관리사는 어떻게 대응해야 할까? 운동을 통해 자세를 개선하고 체형을 바로잡는 행위를 교정운동이라고 하는데, 그것은 물리치료사의 고유 업무이므로 "둥근 어깨는 병원에서 해결하고, 체력 운동만 저희가 도와드리겠습니다."라고 말하는 것이 옳은가?

운동에 대한 이해와 경험이 부족한 사람은 이러한 행위 구분이 얼핏 논리적이라고 생각할지도 모른다. 그러나 실제 인체는 그렇게 칼로 무

4부 대한민국 체육지도자의 빛과 그림자　　149

자르듯 단순하게 나뉘지 않는다. 흥미롭게도 몸의 불균형을 해소하는 대부분의 운동은 그 자체로 교정운동의 성격을 갖는다. 굳이 병원을 찾지 않더라도 올바른 자세 인지와 균형 잡힌 운동만으로 얼마든지 체형을 개선할 수 있다는 말이다.

예를 들어, 인체의 전면과 후면을 고려한 적절한 스트레칭과 저항 운동을 실시하면 체형 교정과 근기능의 개선 효과를 동시에 얻을 수 있다. 1시간의 운동 시간이 주어진다면, 첫 30분은 간단한 준비운동과 함께 체형 개선을 위한 스트레칭과 저항 운동, 이후 20분은 자전거 타기나 달리기 등 유산소 운동, 마지막 10분은 유연성 향상을 위한 스트레칭으로 마무리하면 대상자가 원하는 체형 교정과 건강 증진의 목표를 하나의 운동 프로그램 안에서 모두 달성할 수 있게 된다.

이를 인위적으로 분업화하면 오히려 비효율적일 뿐만 아니라 대상자 입장에서도 매우 불편하고 비용도 많이 지출해야 한다. 따라서 운동이 불가능한 상태이거나 대상자가 치료를 요구하는 경우에는 병원에서 그에 맞는 전문적인 치료적 교정운동을 시행하고, 그 단계를 벗어난 후에는 운동센터에서 건강운동관리사가 스포츠 기능적 교정운동과 전신 운동을 지도하는 것이 훨씬 효과적이다.

다시 둥근 어깨 사례로 돌아가 보자. 둥근 어깨 문제를 해소하기 위한 가장 기본적인 접근은 단축된 가슴 근육을 스트레칭하고 약화된 어깨뼈 사이의 등 근육을 강화하는 것이다. 그런데 이는 단지 둥근 어깨를 개선하기 위한 목적으로만 하는 운동이 아니라, 일반적인 운동 프로그램에서도 흔히 포함되는 운동이다. 즉, 특별히 체형 교정을 목적으로 하지

않더라도 가슴 근육의 스트레칭과 등 근육의 강화 운동을 꾸준히 하면 자연스럽게 체형 개선 효과를 기대할 수 있다는 말이다.

이렇게 되면 결국 지도자가 사용하는 언어 문제로 귀결된다. 같은 동작이라도 기본적인 운동 프로그램의 일환으로 수행하면 아무 문제가 되지 않지만, 교정운동이라는 용어를 사용하는 순간 의료기사법에 저촉되는 상황이 벌어지는 것이다. 설사 체형 교정을 위한 목적으로 운동을 하더라도 교정운동이라는 표현 대신 '체형 개선 운동'이라고 하거나 '움직임 회복 운동'이라고 표현하면 문제가 되지 않게 된다. 꼭 이렇게까지 해야 하는가. 운동은 기본적으로 교정운동의 성격을 가지고 있어서 비활성화되어 있거나 기능이 떨어진 근육을 자극하는 운동을 하게 되면 움직임과 자세가 '교정'된다.

운동센터에 교정운동이라는 간판을 거는 것도 이러한 차원에서 문제 삼아서는 안 된다. 교정운동은 어디까지나 인체의 근육 불균형을 해소하는 방식에 불과하며 이를 특정 직업군이 독점하는 것은 타당하지 않다.

한상민 외(2011)가 서술한 바와 같이 교정운동의 기본 개념은 "단축된 근육에 대한 스트레칭과 늘어나거나 약해져 있는 근육에 대한 근력 강화"이다.[31] 이 정의에서 알 수 있듯, 교정운동은 고도의 전문성을 요하거나 위험을 동반하는 의료행위가 아니라, 신체의 기능적 불균형을 바로잡기 위한 운동 방법일 뿐이다. 따라서 단축된 근육과 약화된 근육을 정확히 평가할 수 있고, 근육의 기능적 불균형을 회복시킬 수 있는 역량을 갖췄다면 관련 자격자가 이를 수행하면 되는 것이다.

NASM(National Academy of Sports Medicine)의 교정운동학에서는 교

정운동을 "근육의 불균형을 바로잡아 스포츠 손상 및 부상을 예방하는 것을 목적으로 하는 운동"으로 정의하고 있다. 현재 수많은 체육지도자 지망생들이 이 책으로 교정운동의 개념과 방식을 배우고 있다. 실용적 이고 효과적이기 때문이다.

쉬운 예로 많은 가정에서 널리 사용되고 있는 폼롤러를 이용한 근막 이완법 역시 NASM의 교정운동 연속체에서 제시하고 있는 운동법이다. 이처럼 폼롤러를 활용한 운동이 교정운동의 일환이라면, '신체 교정운 동'을 물리치료사만의 업무로 제한하는 것은 지나친 해석이다.

이처럼 법조문의 중요 항목을 하나씩 짚어 보며 검토한 이유는, 건강 운동관리사의 업무 범위가 물리치료사처럼 명확하게 법령에 규정되어 있지 않기 때문이다. 지금처럼 "의사의 의뢰를 받아 운동 수행방법을 지 도·관리한다."는 정도의 규정만으로는 건강운동관리사의 전문성을 충 분히 발휘할 수 없다. 이는 오히려 직역 간의 충돌을 일으키고 사회적 갈등의 요인이 되기도 한다.

김지선 외(2018)에서 소개된 한 물리치료사의 인터뷰는 이러한 직역 간의 갈등 실태를 상징적으로 보여 준다.[32]

"기사법이나 의료법에 의해 정해져 있단 말이에요. 물리치료사는 어디에 서 어디까지, 의사는 어디에서 어디까지. 면허에 의해 정해져 있는데, 면 허가 없는 사람들이 침범하는 게 문제죠."(물리치료사 D)

물리치료사 D의 발언은 한 명의 물리치료사의 의견으로 한정할 수

없다. 상당수의 물리치료사들이 건강운동관리사가 자신의 직업 영역을 침범하고 있다고 인식할 가능성이 매우 높다. 건강운동관리사의 존재를 잘 모르는 물리치료사조차 만약 국가자격을 가진 운동지도자가 재활과 교정운동 업무를 수행한다고 하면 민감하게 반응할 것이다. 그들은 운동지도자는 운동만 가르쳐야지 다른 행위는 해서는 안 된다는 인식을 가진 것 같다. 운동재활과 교정운동에 '운동'이 들어가는데도 말이다.

건강운동관리사 시험에 '운동재활'이라는 과목도 있다. 이는 건강운동관리사가 운동재활을 할 수 있도록 허용하고 있다는 것을 방증한다. 법적으로 운동재활은 건강운동관리사가 해서는 안 되는 행위라면, 문화체육관광부는 운동재활이라는 과목을 시험에 도입함으로써 법령을 위반하고 직역 간의 갈등을 조장하고 있는 것인가?

이 모든 갈등과 혼선의 핵심에는 재활과 교정운동이 지닌 넓은 스펙트럼에 대한 이해 부족과 명확한 법적 근거의 부재 때문이다. 재활과 교정운동은 물리치료사가 독점할 수도 없고, 독점해서도 안 되는 보편적인 신체 관리 기법이자 운동 방식이다.

재활의 진행 단계에 맞춰 물리요법적 재활 및 교정운동을 마친 후에는 스포츠 · 운동재활과 스포츠 기능적 교정운동을 수행해야 비로소 온전한 기능 회복이 이루어질 수 있다. 물리치료사가 모든 재활과 교정운동을 담당해야 한다고 주장하는 것은 현실적이지 않을 뿐만 아니라, 집단 이기주의로 비칠 수 있으며 궁극적으로 국민 건강권을 침해할 수 있으므로 업무 영역에 대한 조율이 필요하다.

또한, 건강운동관리사의 업무 범위를 지금처럼 단순히 운동 수행 방

법을 지도·관리하는 역할에 한정해서는 안 되며, 건강운동관리사의 전문성이 사회적으로 충분히 발휘될 수 있도록 구체적인 업무가 법령에 적시되어야 한다. 하나의 예시로 건강운동관리사의 업무 범위를 다음과 같이 제시한다.

[건강운동관리사의 업무 범위]

1. 체력 측정 및 평가

2. 운동 프로그램 설계 및 지도

3. 체력 관리

4. 스포츠·운동재활

5. 스포츠 기능적 교정운동

6. 등속성 근력 검사 및 운동

7. 운동부하 검사

8. 신체활동·운동 교육 및 상담

9. 신체활동 사업 기획·운영

건강운동관리사의
현재를 진단하다

건강운동관리사 취득자 현황

건강운동관리사는 2015년 국가체육지도자 자격 개편 과정에서 1급 생활체육지도자(운동처방)의 계보를 잇는 형태로 정비된 자격이다. 따라서 건강운동관리사의 누적 배출 인원을 정확히 계산하려면, 1급 생활체육지도자(운동처방)와 건강운동관리사 자격 취득자 모두를 산정해야 한다. 다음 표는 1급 생활체육지도자(운동처방) 및 건강운동관리사 자격이 시행된 최근 30년간의 연도별 국가자격 취득 통계이다. 건강운동관리사로 경과 조치*된 1급 생활체육지도자를 포함하더라도 30년간 3,150명을 배출했을 뿐이다. 연평균으로 계산하면 105명에 불과한 숫자이다.

---

* 법령의 제정·개정·폐지의 경우, 구법(舊法)에서 신법(新法)으로의 이행 과정을 원활하게 하기 위하여 정한 법규.

표 8. 연도별 건강운동관리사 자격 취득 통계(국민체육진흥공단)

연도	자격 명칭	취득 인원	누계
1995		17	17
1996		21	38
1997		23	61
1998		52	113
1999		48	161
2000		36	197
2001		40	237
2002		48	285
2003		47	332
2004	1급 생활체육지도자	50	382
2005	(운동처방)	65	447
2006		61	508
2007		73	581
2008		57	638
2009		61	699
2010		70	769
2011		57	826
2012		51	877
2013		68	945
2014		70	1,015
2015	건강운동관리사	234	234
2016		285	519

2017		180	699
2018		94	793
2019		235	1,028
2020	건강운동관리사	0	1,028
2021		368	1,396
2022		308	1,704
2023		114	1,818
2024		317	2,135
자격 시행 후 30년간 자격 취득자 총합계			**3,150**

　1급 생활체육지도자에서 건강운동관리사로 자격 제도가 개편되면서 가장 두드러진 변화는 응시 자격과 취득 인원이다. 1급 생활체육지도자 (운동처방)에서 체육 관련 분야 석사 이상에게만 주어졌던 응시 자격이 전문학사 이상으로 완화되면서 응시 인원과 취득자가 크게 증가하였다. 1급 생활체육지도자 취득자가 20년간 연평균 51명이었던 데 반해, 건강 운동관리사는 최근 10년간 연평균 214명이 자격을 취득하여 약 4배 이상 증가하였다. 그러나 건강운동에 대한 사회적 수요를 고려하면, 건강 운동관리사 배출 인원은 여전히 충분하지 않다.

　건강운동관리사 취득자 증가의 필요를 논하기에 앞서, 연도별 자격 취득자 추이를 먼저 살펴보고자 한다. 연도별 자격 취득 통계표를 보면 배출 인원의 변동이 꽤 크다는 것을 한눈에 알 수 있다. 예를 들어, 코로 나19로 인해 시험이 없었던 2020년을 제외하더라도, 2018년에 94명에 서 2021년에 368명으로 증가하여 약 4배에 달하는 큰 차이를 보인다.

4부 대한민국 체육지도자의 빛과 그림자

이와 같은 편차는 응시생의 시험 준비의 차이, 응시자 수의 변동만으로는 설명이 어렵다. 오히려 자격시험 운영의 문제 혹은 제도적인 요소가 더 크게 작용했을 가능성이 크다. 자격 취득률에 영향을 미치는 요인에는 무엇이 있을까?

건강운동관리사 필기시험의 난이도

건강운동관리사 자격시험은 스포츠지도사 자격시험과 동일하게 [필기시험 → 구술·실기시험 → 연수]의 3단계 과정으로 이루어진다. 통과하기 가장 어려운 관문은 필기시험이다. 최근 10년간의 통계에 따르면 건강운동관리사 필기시험의 평균 합격률은 18.4%에 불과하며, 2018년에는 최저 합격률로서 3.0%를 기록하기도 했다. 이는 응시자 1,580명 중 48명만이 필기시험을 통과하는 수준으로, 자격 취득의 난이도를 극명하게 보여 주는 사례로 기록되어 있다. 이와 같은 낮은 합격률로 인해 "변호사 시험[*]보다 통과하기 어렵다."는 자조 섞인 반응도 나온다.

그렇다면 왜 건강운동관리사 필기시험의 합격률은 이처럼 낮은 것일까? 자격 자체가 원래 매우 높은 수준의 전문 지식을 요구하기 때문일까? 아니면 문제 난도가 너무 높아서일까?

---

[*] 2025년까지 14회 치러진 역대 변호사 시험 중 가장 낮았던 합격률은 2018년도 제7회로 49.4%였다.

특히 주목할 점은 10년간 필기시험 합격률의 편차이다. 2018년에는 3.0%에 불과했던 합격률이, 바로 다음 해인 2019년에는 26.3%로 8배 이상 상승했다가, 2020년에는 다시 10% 이상 하락해 15.7%를 기록했다. 만약 이를 응시생의 노력의 결과로만 설명하려고 한다면, 2018년도 응시생 집단은 특별히 공부를 하지 않았고, 2019년에는 반대로 엄청나게 열심히 공부했다가 2020년에는 다시 공부에 소홀했다는 비현실적인 해석이 되어 버린다.

10년간 합격률의 편차가 10배 이상 난다면 이를 단순히 수험생의 학습 역량으로 해석하는 것은 적절치 않다. [표 9]는 최근 10년 동안 시행

표 9. 건강운동관리사 필기시험 합격률(국민체육진흥공단)

연도	응시인원(명)	합격인원(명)	합격률(%)
2018	1,580	48	3.0
2017	1,651	103	6.2
2024	1,583	158	10.0
2022	1,604	172	10.7
2020	1,423	224	15.7
2021	1,842	436	23.7
2019	1,178	310	26.3
2015	1,359	361	26.6
2023	1,792	539	30.1
2016	1,716	536	31.2
평균	1,573	289	18.4

된 건강운동관리사 필기시험의 연도별 합격률을 오름차순으로 정리한 것이다.

합격률이 낮게는 3.0%(2018), 높게는 31.2%(2016)로 무려 10배 이상 차이가 난다. 이 차이를 응시 인원의 변동으로 볼 수도 있겠지만, 2018년에는 1,580명이 응시해 48명이 합격했는데 이듬해인 2019년에는 오히려 응시자가 1,178명으로 줄었음에도 불구하고 합격자는 310명으로 6배 이상 늘었다는 점을 보면 응시 인원 자체보다는 시험의 난이도 조정에 문제가 있었다는 결론에 도달하게 된다.

합격률이 이처럼 널뛰기하는 이유에 대한 합리적인 의심은, 연수원의 수용 인원에 맞춰 합격생을 조정하려는 의도가 작용했기 때문으로 보인다. 건강운동관리사 양성에 들어가는 예산이 작다 보니 연수원 수용 인원에 맞춰 합격률을 조정하려는 것이다. 이런 의심을 받지 않기 위해서라도, 문화체육관광부는 국가가 운영하는 전문자격시험의 합격률 편차가 크지 않도록 하여 수험생의 부담을 줄여 주고 안정적인 숫자의 운동전문가가 사회에 배출되도록 해야 할 것이다.

매년 필요한 건강운동관리사 인원은 과연 얼마나 될까?

[표 10]은 건강운동관리사들이 현재 일을 하고 있는, 혹은 일을 할 수 있는 곳으로 인정되는 근무지의 개소를 나타낸 표이다. 피트니스센터를 비롯한 체육 계열의 공공기관[*], 보건 계열의 공공기관[**] 개소를 참고

하면 건강운동관리사의 사회적 필요를 알 수 있다.

표 10. 전국 피트니스센터 및 각종 공공기관 개소

체육계열	피트니스센터		체육회		국민체력100		반다비 체육센터
개소	14,773		245		79		32
소계	15,129						
보건계열	보건소	보건지소	건강생활지원센터	보건진료소	치매안심 센터	근로자건강 센터	국민건강보험공단
개소	261	1,337	121	1,895	265 ·	77	232
소계	4,188						
합계	19,317						

위 표에서 보는 바와 같이 센터 혹은 기관마다 필요한 건강운동관리사의 수는 다르겠으나 최종 합계의 3배수만 잡아도 약 6만 명의 건강운동관리사가 필요하다는 단순 계산이 나온다.

배출 인원과 관련하여 유관 자격증의 합격률 현황을 살펴보자. 운

---

* 피트니스센터는 「전국 등록 · 신고 체육시설업 현황」(문화체육관광부) 자료에서 인용하였으며, 체력단련장업에 해당한다. 2024년 자료로 2022년 대비 16,6% 늘어 증가 추세에 있다. 체육회의 개소는 전국 시 · 군 · 구의 장애인 체육회를 포함한 숫자이다. 국민체력100의 개소는 체력인증센터 73개소와 출장전담반 6개소를 포함한 숫자이다. 반다비 체육센터는 장애인과 비장애인이 함께 운동할 수 있는 곳으로 각종 재활 시설을 갖추고 있다.

** 보건소, 보건지소, 건강생활지원센터, 보건진료소의 개소는 2024년 12월 말 기준 지역보건의료기관 설치 · 운영현황에서 확인하였다. 치매안심센터는 2019년 전국 256개 센터가 개소하였다. 근로자건강센터는 센터 56개와 21개의 분소를 합한 숫자이다. 국민건강보험공단 개소는 178개 지사와 54개 출장소를 합한 숫자이다.

4부 대한민국 체육지도자의 빛과 그림자

동과 함께 건강 관리에 있어 중요하게 간주되는 영양을 담당하는 영양사의 경우 최근 5년간 평균 70.9%의 합격률로 매년 4,000명 이상 배출되고 있다. 일부 업무 영역이 겹치는 물리치료사의 경우도 최근 5년간 81.7%의 높은 합격률을 보인다. 매년 5,000~6,000명이 응시하여 4,000명 이상의 물리치료사가 꾸준히 사회에 배출되고 있다. 이는 연평균 300명도 채 안 되는 건강운동관리사 배출 인원과 크게 대비된다.

표 11. 최근 5년간 영양사와 물리치료사 국가시험 합격률(한국보건의료인국가시험원)

연도 (년)	영양사			물리치료사		
	응시자수(명)	합격자수(명)	합격률(%)	응시자수(명)	합격자수(명)	합격률(%)
2020	6633	4657	70.2	5317	4266	80.2
2021	5972	4472	74.9	5597	4683	83.7
2022	5398	3629	67.2	5430	4677	86.1
2023	5559	4032	72.5	5138	4209	81.9
2024	5065	3538	69.9	5176	3974	76.8
평균	5725	4066	70.9	5332	4362	81.7

물론 이 두 직종을 건강운동관리사와 단순 비교하는 것은 적절하지 않을 수 있다. 영양사와 물리치료사 모두 면허제로 두 직종 모두 면허 취득 후 법적으로 채용해야 할 정해진 일자리가 마련되어 있지만 건강운동관리사는 그렇지 않기 때문이다. 즉, 영양사와 물리치료사는 일정 수의 취득자가 사회에 안정적으로 공급되어야 하는 제도적 기반이 존재

한다.

따라서 건강운동관리사의 사회적 필요성을 충족하기 위해서는, 이들이 활동할 수 있는 공공·민간 영역의 역할을 확대하고, 자격 인력의 안정적인 배출과 활용을 위한 제도적 기반을 마련할 필요가 있다.

건강운동의 국민 요구도

"한 해 2만 명 이상 배출되는 스포츠지도사를 잘 활용하면 되지 않느냐?"는 질문을 할 수 있다. 하지만 이 질문은 전제부터 잘못되었다. 국민들은 운동을 통해 건강을 관리하기를 원하며, 운동은 스포츠보다 먼저 혹은 동시에 이루어져야 하는 활동이다. 지도자가 많다고 해서 스포츠를 강요할 수는 없지 않은가?

국민들의 건강 요구도는 2024년 국민생활체육조사 결과에서 잘 나타난다. 생활체육 참여 이유 1, 2, 3위 모두 '건강 증진'과 관련되어 있다.

[그림 34]를 보면, 국민들은 스포츠보다 운동을 선호한다는 점이 더욱 분명해진다. 생활체육 참여 현황은 8개 범주로 나누어져 있으며, 여기서 스포츠지도사 종목이 있는 생활체육은 보디빌딩, 등산, 수영, 골프, 자전거, 축구, 풋살 등이다. 이 중 지도자가 필요한 종목은 보디빌딩, 수영, 골프, 축구, 풋살 정도로 보인다.

등산은 운동 삼아 다니는 근교 산행을 포함하고 있어 암벽등반 등 지도자가 필요한 종목으로 전적으로 간주하기에는 다소 무리가 있다. 자

그림 33. 생활체육 참여 이유(1+2+3순위 기준)

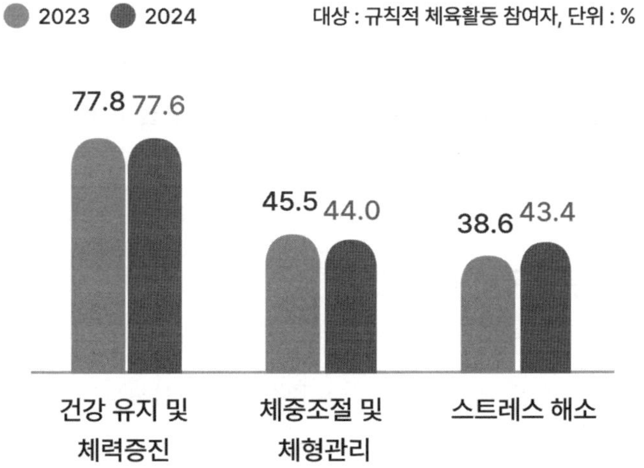

● 2023　● 2024　　　　대상 : 규칙적 체육활동 참여자, 단위 : %

77.8 77.6

45.5 44.0

38.6 43.4

건강 유지 및
체력증진　　　　체중조절 및
체형관리　　　　스트레스 해소

전거 역시 하천변 등에서 자전거를 타거나 공유 자전거를 이용해 통근·통학하는 경우가 경기 참여보다 훨씬 많을 것이기 때문에 스포츠지도사 지도 대상 종목으로 보기는 어렵다. 그렇다면 대다수의 국민은 걷

그림 34. 주로 참여하는 체육활동 (1+2+3 순위, 상위 10개)

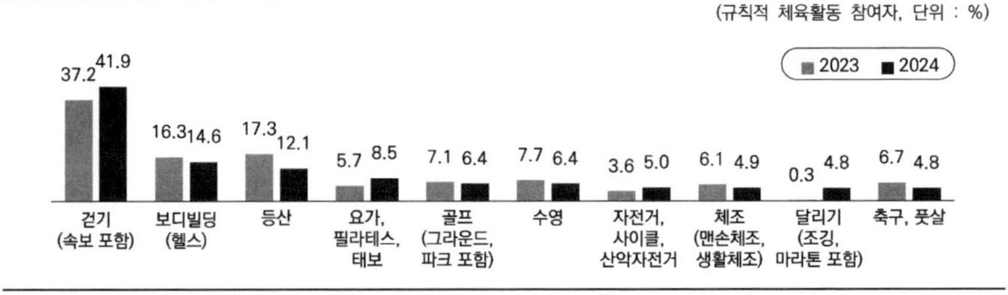

(규칙적 체육활동 참여자, 단위 : %)

■ 2023　■ 2024

걷기 (속보 포함)	보디빌딩 (헬스)	등산	요가, 필라테스, 태보	골프 (그라운드, 파크 포함)	수영	자전거, 사이클, 산악자전거	체조 (맨손체조, 생활체조)	달리기 (조깅, 마라톤 포함)	축구, 풋살
37.2 / 41.9	16.3 / 14.6	17.3 / 12.1	5.7 / 8.5	7.1 / 6.4	7.7 / 6.4	3.6 / 5.0	6.1 / 4.9	0.3 / 4.8	6.7 / 4.8

* 걷기(속보 포함), 달리기(조깅, 마라톤 포함)는 이전년도와 종목 구분이 달라져 시계열 분석할 때 유의 필요함

기, 등산, 요가, 필라테스, 일반 자전거, 체조, 달리기 등 국가체육지도
자 종목에 포함되지 않은 '운동'을 통해 건강 증진을 추구하고 있는 셈
이다.

유산소 운동에 해당하는 걷기, 달리기, 등산, 자전거와 유연성 운동에
가까운 요가와 체조, 코어와 골반 안정성을 중시하는 필라테스를 보면,
국민들이 어떤 체육활동을 원하는지 분명히 알 수 있다. 바로 '건강운동'
이다. 비록 보디빌딩이 스포츠 종목으로 분류되어 있지만, 대다수 보디
빌딩 참여자들은 보디프로필 촬영이나 대회 출전보다는 건강 유지와 개
선을 위해 적절한 저항 운동을 하고 있을 것으로 추측된다.

이와 같은 통계를 볼 때 건강운동관리사의 수요는 대단히 높다고 할
수 있다. 특히 대상자가 질환자이거나 노인일 경우에는 더욱 그렇다. 국
가자격이 보편적 서비스 제공을 위한 수단으로 추진되는 것이라면, 대
다수 국민의 건강운동 요구에 부응할 수 있도록 건강운동관리사를 양성
하고 배치해야 할 것이다.

피트니스 현장의 두 전문가

우리나라 건강운동 분야는 보디빌딩 스포츠지도사가 장악했다 해
도 과언이 아니다. 이는 코로나 19 시기였던 2020년을 제외한 최근 5년
간의 자격 취득자 수를 보면 그 사실을 여실히 알 수 있다(코로나 시국인
2020년에도 보디빌딩 스포츠지도사는 2020년 512명이 배출됐지만, 건강운동관

리사는 0명이었다).

표 12. 최근 5년간 보디빌딩 스포츠지도사와 건강운동관리사 자격 취득 통계

연도		2019	2021	2022	2023	2024	평균
취득자 수 (명)	보디빌딩 스포츠지도사	7,167	11,453	8,874	9,757	8,344	**9,119**
	건강운동관리사	235	368	308	114	317	**268**
보디빌딩 스포츠지도사/ 건강운동관리사 비율(배)		30.5	31.1	28.8	85.6	26.3	**34.0**

[표 12]를 보면, 보디빌딩 스포츠지도사는 건강운동관리사와 비교했을 때 5개년 평균 34.0배에 달하는 압도적으로 많은 자격 취득자를 배출했다. 가장 많을 때는 85.6배에 이르며, 취득 인원이 1만 명이 넘는 해도 있었다. 반면에 건강운동관리사는 초라한 수준이다.

이렇게 보디빌딩 스포츠지도사와 건강운동관리사의 자격 취득 현황을 비교하는 까닭은, 국민들이 운동을 배우기 위해 동네 피트니스센터에 가면 보디빌딩 스포츠지도사를 만나게 될 확률이 매우 높은 현실을 지적하기 위함이다. 보디빌딩은 건강운동관리사와의 비교를 떠나, 전체 스포츠지도사 자격 종목 중에서도 압도적으로 취득자가 많은 종목이기도 하다.

표 13. 2024년 스포츠지도사 자격 취득 통계

종목	취득인원(명)
보디빌딩	8,344
축구	1,686
태권도	1,502
수영	1,394
줄넘기	565
배드민턴	520
배구	486
야구	406
농구	397
파크골프	379
상위 10개 종목 취득자 합계	**15,679**
84개 종목 전체 취득자 합계	**21,384**

[표 13]과 같이 보디빌딩 종목은 전체 84개 종목에서 가장 많은 취득자를 배출하였다. 전 종목 취득 인원의 39.0%에 해당하는 숫자이다. 하나의 종목이 84개 종목으로 구성된 스포츠지도사 자격 종목 배출 인원의 약 40%를 차지하고, 2위인 축구와도 약 5배의 격차가 있다. 가히 보디빌딩이 우리나라를 대표하는 스포츠 종목처럼 느껴질 정도다.

국민생활체육조사는 이와 같은 결과를 지지하고 있는 것처럼 보인다. 주로 참여하고 있는 체육활동이 보디빌딩(헬스)이니, 많은 보디빌딩 스포츠지도사가 필요하지 않겠냐는 말이다.

그러나 국민생활체육조사에서 생활체육 참여 이유와 참여 종목을 종

4부 대한민국 체육지도자의 빛과 그림자

합적으로 고려한다면, 건강운동관리사와 보디빌딩 스포츠지도사 중 어느 자격자가 더 필요한지 어렵지 않게 파악할 수 있을 것이다.

분명히 밝히지만, 이 글의 목적은 보디빌딩 스포츠지도사의 직무 역량을 평가절하하기 위한 것이 아니라, 분야별 국가체육지도자의 역할 차이를 분명하게 하기 위함에 있다. [신체활동 → 건강운동 → 스포츠]로 이어지는 '신체활동 모델'은 국가체육지도자 역할 정립에 도움이 될 것이다.

보디빌딩은 훈련과 식단 조절을 통해 근육의 미적인 요소를 극대화하는 공연예술의 성격을 가진 스포츠 종목이다. 그래서 과거에 보디빌딩(Bodybuilding)을 육체미(肉體美)라고 부르기도 했다. 세부 종목도 현재는 보디빌딩, 클래식 보디빌딩, 피지크(Physique), 보디피트니스(Body fitness), 비키니(Bikini) 등으로 세분화되어 있으며 각 종목은 체급과 규정 포즈, 심사 기준 등이 다르다(대한보디빌딩협회).

건강운동에서의 저항 운동 목적은 건강체력 향상을 통한 건강 증진에 있다. 대회 출전이 목표가 아니라 혈압, 혈당, 비만율, 통증 등 건강지표 개선이 주요 목표가 된다. 그래서 운동 전 가장 기본적인 자세 및 움직임 평가를 중요하게 다루고 '건강ㆍ체력평가'라는 시험 과목을 통해 운동 전 평가에 대한 지식과 기술을 함양한다.

반면에 피트니스센터에서 일하기 위해 가장 많이 응시하는 2급 보디빌딩 스포츠지도사 시험 과목에는 체력평가라는 과목이 아예 존재하지 않는다. 건강운동관리사 시험에는 운동재활 과목도 포함되어 있다. 기능 회복 관점에서 필요한 운동재활은 근골격계 이상이 있는 모든 사람

에게 요구되는 필수 사항이기 때문이다. 보디빌딩 스포츠지도사 시험 과목에는 운동재활이 없다.

이와 같이 자격시험에서 요구되는 지식과 기술이 두 자격에서 큰 차이를 보인다. 겉으로 보면 피트니스센터에서 일하는 다 똑같은 트레이너인 것 같아도 배움의 깊이와 정도가 다를 수밖에 없다. 운동의 행위가 비슷하게 보인다고 동일하게 취급하는 것은 마치 같은 병원에서 일한다고 간호사와 간호조무사를 동등하게 바라보는 것과 같다.

반드시 체육을 전공해야 하고 시험 과목도 크게 차이가 나는데, 지도 방식이나 역량이 같을 수 있겠는가? 다음의 시험 과목 비교를 통해 건강운동관리사와 보디빌딩 스포츠지도사의 직무 역량의 차이를 확인해보자.

시험 과목으로 비교해 보는 건강운동관리사와 보디빌딩 스포츠지도사의 직무 역량

[표 14]에서 알 수 있듯이, 건강운동관리사가 되려면 건강 및 체력 평가를 비롯해, 운동트레이닝방법, 운동손상 평가 및 재활, 운동처방론 등 필기와 구술·실기 포함 총 11개 과목의 시험을 통과해야 한다.

운동손상 평가에는 보행 평가도 포함되는데, 이는 건강운동관리사를 국가적으로 활용하는 데 있어 대단히 중요한 역량이다. 국민생활체육조사 결과를 보면, 국민들이 가장 많이 참여하는 체육활동이 '걷기'로 나타

4부 대한민국 체육지도자의 빛과 그림자   169

표 14. 건강운동관리사와 보디빌딩 스포츠지도사 시험 과목 비교

자격명	필기 시험 과목	구술 및 실기 과목 / 내용
건강운동관리사	건강·체력평가	•건강·체력 측정평가 •운동트레이닝방법 •운동손상평가 및 재활
	기능해부학 (운동역학 포함)	
	병태생리학	
	스포츠심리학	
	운동부하검사	
	운동상해	
	운동생리학	
	운동처방론	
	총 8과목 필수	

2급 생활스포츠지도사
(보디빌딩)
	스포츠교육학	■ 보디빌딩 훈련 종목의
		   기술 습득에 대한 평가
		
		•상체(가슴/팔), 상체(등, 어깨)
		•하체, 복근, 전신
		•실전 기술(남자 보디빌딩/
		   여자 피지크 규정 포즈)

	스포츠사회학	
	스포츠심리학	
	스포츠윤리	
	운동생리학	
	운동역학	
	한국체육사	
	총 7과목 중 5과목 선택	

나기 때문이다.

걷기는 일상적인 활동이지만, 운동으로서의 걷기는 다른 접근이 필요하다. 예를 들어, 발목의 가동범위가 제한되거나 골반의 정렬이 틀어진 상태로 장시간 걷게 되면, 무릎이나 허리 등에 2차적인 손상이 발생

할 수 있다. 따라서 운동을 시작하기 전, 근골격계의 정렬 상태와 근육의 불균형을 정적 상태와 동적 상태로 나누어 세심하게 평가할 필요가 있다.

보행 평가는 운동재활을 하기 위한 중요한 단서를 제공한다. 걷는 속도와 거리를 통해 현재의 체력 수준을 평가하기도 하지만 걸음걸이, 보폭, 움직임의 좌우 대칭성, 팔의 움직임 등을 종합적으로 평가하여 올바른 걷기 자세를 만들도록 한다. 시험에서는 이러한 재활 과정에서 단계별 운동 프로그램을 어떻게 구성하고 적용하는지를 평가한다.

예를 들어, 초기 단계에서는 관절의 정상적인 가동범위를 회복하고, 이후에는 관절 주변의 근육의 불균형을 해소하기 위해 특정 근육을 점진적으로 강화해 나가는 일련의 과정을 진행한다. 이러한 운동재활 프로그램이 이행되어야 장시간 걷더라도 무리가 가지 않게 된다.

전체적인 운동 프로그램을 설계할 때도 주간 신체활동 권장량을 참고하여 유산소 운동과 저항 운동의 운동량을 결정하고, 내재하고 있는 질환이나 병력을 고려하여 운동 프로그램을 구성한다. 이는 '운동처방론'에 해당하는 부분이다. 그리고 대상자의 체력과 운동 기술 습득 수준을 고려해 건강 목표를 이루기 위한 훈련 방법을 선택하여 지도한다. 이것이 바로 '운동트레이닝방법'이다.

[평가 → 처방 → 재활 → 복귀]로 이어지는 기본적인 운동 진행에 관한 지식과 기술을 담고 있는 것이 바로 건강운동관리사 시험인 것이다. 반면에, 보디빌딩 스포츠지도사 시험은 근육의 크기를 강조하는 근비대를 위한 훈련에 집중되어 있다. 보디빌딩이라는 용어 자체가 근육의 크

기를 다루기 때문이다. 같은 종아리 운동을 하더라도 종아리 근육의 굵기를 최대로 키우기 위한 운동과 잘 걷기 위한 운동은 다를 수밖에 없다.

그러니 엄밀히 말해, 보디프로필을 촬영하고 싶거나 규정 포즈를 익혀 보디빌딩 대회에 출전하고자 한다면 보디빌딩 스포츠지도사를 찾아가면 되고, 자신의 신체 불균형을 바로잡고 운동재활을 통해 근골격계 문제를 개선하고 전반적인 건강체력을 향상시키고 싶다면 건강운동관리사를 찾는 것이 맞다. 두 자격은 이와 같이 시험 과목과 추구하는 목표가 뚜렷하게 다르다. 국가가 사회적 요구에 맞춰 각각의 자격을 그렇게 설계했기 때문이다.

10만 vs 2천, 기울어진 건강운동 시장

그렇다면 현장에서 보디빌딩 스포츠지도사는 오직 대회 출전을 목표로 하는 대상자만을 지도할까? 그렇지 않을 것이다. 건강운동관리사의 자격 특성을 알고 있어 건강운동관리사에게 운동 서비스를 받고 싶더라도 국민들이 피트니스센터에서 만나는 대부분의 지도자는 보디빌딩 스포츠지도사이기 때문이다.

2015년 자격 개편 이후 매년 1만 명의 보디빌딩 스포츠지도사가 배출되었다면, 단순 계산으로 누적 인원은 10만 명에 이른다. 이는 경상남도 밀양시의 인구(100,262명, 2025년 기준)와 맞먹는 수치다. 반면에, 건강운동관리사는 지난 10년간 2,000여 명이 배출되었다. 50배의 차이는

그대로 피트니스 산업의 지배력 차이로 나타난다. 노출 빈도가 높다 보니 헬스트레이너는 곧 보디빌딩 스포츠지도사라는 등식이 성립된다.

그나마 보디빌딩 스포츠지도사라도 보유하고 있으면 피트니스 산업계에서 나은 축에 속한다. 필기, 구술 및 실기, 연수까지 포함된 국가체육지도자 과정이 결코 쉽지 않기 때문이다. 실제로 국가자격 없이 민간자격으로 일하는 트레이너들도 적지 않다. 대부분의 국민은 피트니스센터에서 일하는 트레이너가 어떤 자격을 갖추고 있는지, 보유하고 있는 자격이 어떤 역량과 내용을 담고 있는지 알지 못한다. 민간자격증이거나 몇 시간의 교육 수료증인 경우도 많은데 말이다.

보디빌딩 스포츠지도사 없이 헬스트레이너로 일하는 것은 운전면허증 없이 자동차를 운전하는 것과 같다. 기본에 해당함에도 이것조차 갖추지 못하는 트레이너들이 일할 수 있는 곳이 피트니스 현장이다 보니 "할 것 없으면 트레이너나 하려고요."라는 소리도 들려온다. 헬스트레이너에 대한 사회적 위상을 나타내는 씁쓸한 표현이다.

가장 바람직한 조치는 헬스트레이너의 자격 기준을 법적으로 규제하는 것이다. 현실적으로 법적 규제가 어렵다면, 적어도 국민들이 자신에게 필요한 운동 전문가를 직접 구분하고 선택할 수 있도록 국가가 정보를 제공하고 홍보해야 한다.

건강운동에 대한 국민의 요구가 날로 높아지고 있는 현실을 국가는 더 이상 외면해서는 안 될 것이다. 건강운동관리사의 대대적인 양성을 위해 예산을 크게 확충해야 한다. 전체 예산이 제한적이라면, 보디빌딩에 집중된 예산을 건강운동 분야로 재조정해, 보디빌딩 중심으로 지나

치게 편중된 국가체육지도자 양성 구조를 개선해야 한다. 그럼 이제 건강운동관리사 자격의 제도적 문제와 개선 방안에 대해 살펴보자.

건강운동관리사 자격 제도, 혁신을 위한 제언

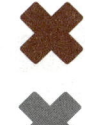

건강운동관리사 제도 개선에 관한 개요

건강운동관리사는 예방 중심 의료 패러다임 전환에 있어 핵심적인 역할을 할 운동 전문가다. 대한민국 국민의 건강 실태와 운동이 건강에 미치는 지대한 효과를 고려할 때, '건강운동관리사의 활용'은 국가적 차원의 의제가 되어야 한다. 국가가 국민 건강에 책임이 있다면 '건강운동관리사를 어떻게 활용할 것인가'는 가장 우선적으로 다뤄야 할 논제이다.

그러나 현재 국가는 건강운동관리사를 활용해 국민 건강을 개선하겠다는 의지가 부족해 보인다. 좋은 취지로 만들었으나 자격 제도상의 여러 문제로 본래의 취지가 구현되지 못하고 있다.

윤상진(2023)의 연구를 보면 건강운동관리사 제도가 가지고 있는 전반적인 문제점을 알 수 있다. [33] 건강운동관리사 제도의 문제점을 다룬 선

행연구 21편을 고찰한 그의 연구는 건강운동관리사 제도 개선 내용을 3개의 상위 범주와 13개의 하위 범주로 나누어 [표 15]와 같이 제시하고 있다.

표 15. 건강운동관리사 제도 개선을 위한 방안

상위범주	하위범주	대안 요약
이해관계적 문제	부처 간 충돌	문화체육관광부와 보건복지부의 적극적인 협의와 협조
	타 직군과 충돌	의사, 물리치료사를 대상으로 한 인식 개선
	국민 인식	건강운동관리사에 대한 대국민 인식 개선
제도적 문제	전문성 부족	면허법 제정
	수급 균형	'건강운동관리사 수급관리위원회'에서 선발 인원 조정
	사후관리 부재	보수교육 실시
	자격 명칭	자격 명칭에 업무 범위·영역을 포괄할 수 있도록 함
	고용 불안정성	국가기관 의무 배치(국민건강증진법 개정)
	개업 불가능	체육시설 설치·이용 관한 법률에 '건강운동관리업' 추가
법률적 문제	(한)의사 의뢰	(한)의사 의뢰 규정 삭제
	의료 행위	건강운동관리사의 '운동처방'이 의료 행위인지 검토 필요
	교정 및 재활	별도의 용어 사용
	업무지 불명확	국민체육진흥법에 '보건/의료기관' 문구 삽입

'건강운동관리사'라는 자격 명칭

18개의 하위 범주 가운데, 본 글에서는 중요도와 시급성을 고려해 3가지 주제를 선별하여 논의하고자 한다. 첫 번째는 건강운동관리사 자

격 명칭의 문제다. 자격 명칭은 단순한 호칭이 아니라, 해당 자격자의 역할과 정체성을 담고 있기 때문에 중대하게 다뤄야 한다.

안타깝게도, '건강운동관리사'라는 이름에서는 그 역할이 무엇인지 명확히 알기 어렵다. 이는 국민 인지도가 낮은 원인이기도 하다. 자격시험이 도입된 지 10년이 지났음에도 보편적 서비스를 다루는 건강운동관리사를 아는 사람을 만나기는 쉽지 않다.

2025년 4월, 한 지역 교육청에서 초·중·고 교장, 교감 200여 명을 대상으로 강의를 했을 때, 건강운동관리사라는 자격명을 알고 있는 사람은 단 한 사람도 없었다. 운동처방사라는 명칭은 두세 명 정도 들어본 적 있다고 응답했다.

이와 같은 인지도 문제는 윤상진(2023)의 연구에서도 확인된다. 그의 연구는 건강운동관리사 자격 명칭이 일반 국민 및 유관 전문가에게도 생소하다는 점을 보여 주고 있다.

> "건강운동관리사라고 하면 환자분들이 그게 뭔지 모르신다. 운동처방사라고 말하면 알아듣는 분들이 그래도 좀 있다."(건강운동관리사 G)
> "건강운동(관리)사가 뭐 하는 직종인지 모르겠다. 건강(운동)관리사는 처음 들어 봤다. (…) 계속 체육 전공자와 접촉이 있었고, 많이 알고 있다. 그러나 건강(운동)관리사는 처음 들어 본다."(물리치료사 B)

슬픈 현실이다. 환자를 대상으로 운동을 지도할 수 있도록 만들어진 국가자격이고, 의료 및 보건 관련 종사들과의 협업이 전제되는 직종임

에도 불구하고, 일반인은 물론 현장 전문가들조차 그 존재를 모르는 상황은 심각한 문제다. 건강운동관리사 G의 사례는 필자 역시 공감하고 경험한 바 있다. "예전에는 운동처방사라고 불렀다."고 설명하면, 비록 직접 들어 보지 못했더라도 '병을 관리하기 위해 운동을 처방하는 사람'이라는 개념을 대부분 직관적으로 이해한다.

'운동처방사'라는 이름이 더 직관적이고 직업의 정체성을 훨씬 더 잘 담아냄에도 그 이름을 사용하지 못하는 까닭은 의료계의 반발 때문이다. 운동이 다양한 질환의 예방과 개선에 직간접적인 효과가 있음에도 '처방'이라는 용어가 의료 용어이니 의사만 사용해야 한다는 것이다.

만약 그런 논리가 타당하다면, '치료'라는 단어를 사용하는 물리치료사의 명칭도 개정해야 하는 것 아닐까? 건강운동관리사가 수행하는 운동처방이 과연 「의료법」에서 규정한 의료행위에 해당하는지에 대해서는 법적 재검토가 필요하다.

> "건강운동관리사로 명칭이 바뀌기는 했는데, 개편이 있기 전부터 운동처방사 직위였고, 지금도 내부에서는 여전히 운동처방사라고 부른다."(건강운동관리사 F)
>
> "원래는 2차 병원들이 운동처방실 간판 걸어 놓고 장사 잘했다. 그런데 몇 년 전에 운동처방이라는 용어를 쓰면 안 된다고 지침이 내려왔고, 그때 많은 병원에서 운동처방실 운영을 중지했다. 지금 운동처방사가 있는 병원은 전부 운동치료를 물리치료에 서비스로 붙여서 해 주는 방식으로 운영하고 있는 거다."(물리치료사 A)

힘의 논리에 의해 운동처방이라는 용어 사용이 금지된 결과—적어도 필자의 시각에서는 그렇게 보인다—는 여러 부작용을 초래했다. 1차적으로는 운동처방실 운영이 중단되었고, 운동처방사 인력이 현장에서 해고되는 상황으로 이어졌으며, '운동을 처방하는 전문가'를 '건강을 관리하기 위해 운동을 지도는 사람'이라는 약간은 억지스러운 해석을 하도록 만들었다.

'간호사'는 간호하는 사람, '영양사'는 영양을 담당하는 사람, '물리치료사'는 물리치료를 하는 사람이다. 이처럼 우리 사회 대부분의 전문 직종의 이름은 어떤 일을 하는 사람인지 곧바로 알 수 있게 만들어져 있다. 그래서 국민들도 어렵지 않게 이해하고 해당 서비스를 받는다. 그러나 '건강운동관리사'라는 명칭은 역할이 직관적으로 드러나지 않아 이름만으로 어떤 일을 하는 사람인지 이해하기 어렵고, 이름도 길어 기억하기도 어렵다.

이는 단순한 명칭의 문제가 아니다. 국가자격으로서의 정체성과 역할을 국민에게 명확히 전달하지 못한다면, 아무리 수준 높은 검증 과정을 거친다 하더라도 사회적으로 인정받기 어렵다. 건강운동관리사는 국가체육지도자 중 유일하게 체육 전공자만이 응시할 수 있으며, 높은 난도의 시험을 통과해야 취득할 수 있는 전문자격이다. 그럼에도 불구하고 명칭에서 직업의 역할을 유추하기 어렵고, 설명을 덧붙여도 쉽게 이해되지 않는다면 분명 개선이 필요하다.

"예전에 운동처방사는 특채 같은 것이었다. 운동처방사 시절에는 급여가

높았다. 운동처방 1급 시절이었던 1995년부터 2010년 중반까지는 건강 증진센터에서 의사, 운동처방사, 영양사가 팀을 이루어서 일했다."(건강 운동관리사 C)

"병원에 들어가기 위한 건강운동관리사를 만들기 위해 자격제도가 개편 되었는데, 실제로 병원 취업은 못 하고, (…) 자격증이 생겨서 좋아질 줄 알았는데, 오히려 더 나빠진 것 같다. 벌써 8년이 되어 가고 있는 경력자 와 24살 초임자의 급여가 같다. 일을 많이 하고 잘해도 연봉이 인상되지 않고 같은 돈을 받으니 열심히 하려고 하는 사람들도 점점 줄어들고 있 다."(건강운동관리사 D)

과거 운동처방사는 특채로 선발되었고, 의료기관 내에서 간호사, 영양 사 등 다른 전문직과 협업하는 구조로 팀을 이루어 일했다. 운동이 질환 관리에 필수 요소이기 때문이다. 그러나 건강운동관리사 자격 개편 이후 오히려 현장에서의 대우가 더 나빠졌다는 목소리가 나오고 있다. 이는 제도적 한계와 함께 자격 명칭의 문제도 영향을 미쳤다고 볼 수 있다.

의료와 연관성이 높은 국가자격임에도 '관리사'라는 표현은 전문가로 서의 인상을 약화시키는 측면이 있다. 따라서 자격명 개칭을 고려한다 면, 과거 '운동처방사'로의 회귀가 가장 바람직하다. 만약 그것이 어렵다 면, 대안으로 '건강운동사' 혹은 '건강운동지도사'를 고려해 볼 수 있다.

물론 건강운동관리사라는 명칭도 건강을 관리하기 위해 운동을 지도 한다는 의미를 담고 있기는 하다. 하지만 일반 국민에게 그 의미와 전문 성을 직관적으로 전달하기에는 많이 부족하다. '건강운동'이라는 용어

자체가 '건강 증진을 위한 운동'이라는 점을 강조하기 위해 만들어진 개념이라면, 그에 따라 이를 실천하는 전문가의 명칭도 '건강운동사' 혹은 '건강운동지도사'로 조정하는 것이 바람직하다.

이 중 '건강운동지도사'는 국가체육지도자의 체계를 고려했을 때 더 적합한 명칭이다. 스포츠를 지도하는 사람이 스포츠지도사이듯, 건강운동을 지도하는 사람이 건강운동지도사라는 구조가 성립된다. '건강운동'이라는 고유어를 중심에 두고 이를 지도하는 역할을 명확히 하는 명칭은 자격의 전문성을 강화하고 인지도를 높이는 데 도움이 될 것이다.

건강운동관리장업*의 필요성

자격 명칭 개정에 이어 두 번째로 개선되어야 할 과제는 일자리 확충을 위한 제도 정비다. 아무리 훌륭한 자격이라 하더라도 취업과 고용으로 연결되지 않는다면 유명무실해질 수밖에 없다.

현재 건강운동관리사가 진출 가능한 영역은 크게 네 가지로 나뉜다. 1) 보건소, 치매안심센터, 국민체력100 등의 공공기관, 2) 병원 및 의료기관, 3) 스포츠팀, 4) 피트니스센터다. 그런데 피트니스센터 영역에서 한 가지 불평등한 요소가 존재한다.

---

* 자격명을 건강운동지도사로 개정하게 되면 '건강운동지도장업'으로 하면 될 것이다.

건강운동관리사는 피트니스센터에서 근무할 수는 있지만 개업은 할 수 없다는 점이다. 보디빌딩 스포츠지도사는 체력단련장업으로 개업을 할 수 있는데 말이다. 이는 「체육시설 설치·이용에 관한 법률(체시법)」의 규정에 따라, '건강운동'이 문화체육관광부장관이 정하는 스포츠 종목이나 시설의 범주에 해당되지 않기 때문이다.

결국, '보디빌딩'은 스포츠 종목이기 때문에 체력단련장업으로 개업이 허가되지만 '건강운동'은 그렇지 않은 상황이 되어 버렸다. 이는 대단히 불합리한 규정이다. 건강운동이 질환자나 고위험군, 노인 등에게 적합한 예방 및 운동재활 서비스를 제공하는 전문 분야임에도 불구하고, 법적 제약으로 인해 창업의 길이 막혀 있는 현실은 자격 제도의 근본 취지를 훼손하고 있다.

「체육시설의 설치·이용에 관한 법률」

제3장 체육시설업

제10조(체육시설업의 구분·종류) ① 체육시설업은 다음과 같이 구분한다.

1. 등록 체육시설업: 골프장업, 스키장업, 자동차 경주장업
2. 신고 체육시설업: 요트장업, 조정장업, 카누장업, 빙상장업, 승마장업, 종합 체육시설업, 수영장업, 체육도장업, 골프 연습장업, 체력단련장업, 당구장업, 썰매장업, 무도학원업, 무도장업, 야구장업, 가상체험 체육시설업, 체육교습업, 인공암벽장업

현재 체시법에는 건강운동관리사가 개업을 할 수 있는 항목이 없으므

로 새로운 업태를 만들어야 한다. 그것을 '건강운동관리장업'으로 명명하고 개념을 정의해 보자.

"건강운동관리장업이란, 건강운동관리사가 건강운동 지도를 목적으로 마련된 장소에서 건강인과 질환자에게 운동 서비스를 제공하는 업종이다."라고 정의할 수 있겠다. 건강운동관리장업은 건강운동관리사의 직업 활동뿐만 아니라 국민 체육 복지 차원에서도 반드시 인정되어야 하는 사항이다. 건강운동관리장업이 체육시설업 목록에 포함되어 있지 않음으로 인해 다음과 같은 문제가 발생하고 있다.

첫째는 창업 기회 제한이다. 현재 건강운동관리사 자격만으로는 창업할 수가 없어 요가나 필라테스처럼 '자유업'으로 등록하는 우회적인 방법을 써야 한다. 안타깝게도 대부분의 건강운동관리사는 이런 방법조차 모르고 있다.

결과적으로, 창업을 위해 다시 1년을 투자해 보디빌딩 스포츠지도사 자격을 추가로 취득해 체력단련장업으로 개업하거나, 건강운동과 무관한 자유업으로 개업을 하게 된다.

건강운동관리사가 자유업 형태로 창업할 수 있으니 원천적으로 막힌 것은 아니지 않냐고 반문할 수도 있다. 맞는 말이다. 하지만 국가적 차원에서 건강운동 서비스를 국민 건강 개선을 위해 확산시키려고 한다면 정확한 업종 구분은 중대한 문제가 된다. 왜냐하면 '건강운동관리장업'으로 신고하게 되면 데이터가 노출돼 건강운동관리사의 정확한 소재 파악이 가능해지기 때문이다. 자유업으로는 실제로 어떤 행위를 하는지 구분할 수 없다.

4부 대한민국 체육지도자의 빛과 그림자

만약 건강운동관리장업이 체육시설업 내 업종으로 신설된다면, 건강운동관리사들이 창업 과정에서 겪는 시행착오를 막을 수 있고, 자격자의 정체성에 부합하는 업종을 선택함으로써 전문성을 자연스럽게 부각시킬 수 있으며, 건강운동관리사들이 기존의 피트니스센터와는 다른 '건강운동센터'라는 업종으로 새로운 운동 서비스를 제공하는 체육문화를 만들 수 있게 된다. 이 문제는 제5부 "대한민국 운동 문화의 새로운 아이콘, 건강운동센터"에서 자세히 다룰 것이다.

건강운동관리장업이 체육시설업 목록에 포함되어 있지 않음으로 인해 발생하는 두 번째 문제는 안전규제 적용의 어려움이다. 자유업으로 신고하게 되면 체육시설업자에게 적용되는 필수 안전교육 등의 규제를 적용할 수 없게 된다. 질환자들이 운동하는 곳이므로 안전교육이 강화되어야 함에도 자유업으로 등록하게 되면 안전규제를 받지 않게 된다. 건강운동관리장업이 신설되게 되면 건강운동관리장에만 요구할 수 있는 새로운 안전규제를 적용할 수 있게 되어 안전하게 운동할 수 있는 환경을 조성할 수 있게 된다.

셋째는 공정성의 문제이다. 같은 국가체육지도자임에도 스포츠지도사는 개업이 가능하고 건강운동관리사는 그렇지 않다면, 이는 명백히 형평에 어긋나는 일이다. 체육을 전공하지 않아도 취득 가능한 보디빌딩 스포츠지도사는 체력단련장업으로 개업할 수 있는데 체육 전공자만이 응시할 수 있는 상위 자격인 건강운동관리사는 정작 해당 업종이 없어 개업할 수 없다는 것은 공정하지 않다.

넷째는 국민 건강권의 침해다. 건강운동관리사들의 개업을 제한하는

184　　　　　나는 대한민국 건강운동관리사다

것은 국민 건강 증진에 이바지할 기회를 박탈하는 것이며, 동시에 국민들이 보다 전문적이고 체계적인 운동 서비스를 받을 권리를 제한하는 결과를 초래한다.

이처럼 건강운동관리장업이 체육시설업 목록에 포함되어 있지 않음으로 인해 여러 문제가 발생하고 있음에도 불구하고, 체시법을 관할하는 문화체육관광부 스포츠산업과는 현행 법률에 근거하여 집행만 할 뿐, 법령 개정에 대한 의지를 보이지 않고 있다.

일각에서는 법령 개정은 국회의원의 소관이므로 국회의원을 통해 해결해야 한다고 말한다. 맞는 말이다. 그러나 실상은 조금 다르다. 국회의원에게 입법을 요청하면, 해당 의원실은 입법의 타당성을 검토하기 위해 문화체육관광부 스포츠산업과에 자문을 구하게 된다. 스포츠산업과는 '건강운동'이 종목도 아니고 시설도 아니므로 체시법에 포함시킬 수 없다는 말을 의원실에 하게 되고, 결국 일은 거기서 멈춘다. 접촉을 시도한 문화체육관광위원회 소속 여러 의원실이 같은 수순을 밟았다. 그렇게 논의는 제자리걸음을 반복하며 실질적 변화는 없이 시간만 흐르게 된다.

하지만 법리적으로 건강운동관리장업은 체육시설업에 포함시킬 수 있는 충분한 논리가 있다. 이와 관련하여 한국스포츠정책과학원의 성문정 수석연구위원의 의견을 참고할 필요가 있다. 성 연구위원은 우리나라 「스포츠기본법」, 「스포츠클럽법」, 「스포츠복지법」 등 소위 '스포츠 3법'을 비롯하여, 「학교체육진흥법」과 「스포츠산업육성법」의 초안을 직접 작성한 스포츠법 제정 전문가로, 20년 이상 관련 법령을 연구해 온 권위자

다. 그가 밝힌 견해는 체시법 내에 건강운동관리장업 신설을 위한 중요한 참고 자료가 된다.

> "저는 '건강운동관리장업'으로 충분한 가능성이 있다고 봅니다. 첫째는 건강운동관리사가 「국민체육진흥법」에 따라 양성하는 체육지도자이고, 이들이 하는 지도업이 운동을 통한 건강 관리이니 논리적으로도 부합하다는 게 제 생각입니다. 이들이 하는 지도 행위의 장소를 건강운동관리장으로 보고 건강운동관리장업을 체육시설업에 포함하는 것은 문제 될게 없다고 봅니다."

성문정 수석연구위원은 '건강운동관리장업' 역시 건강운동관리를 목적으로 하는 장소에 초점을 맞추면 체육시설업으로 편입이 가능하다고 말한다. 골프장업이 골프를 하는 장소, 체력단련장업이 체력단련을 하는 장소라는 논리와 같은 맥락이다. 즉, '운동 서비스가 이루어지는 공간'이라는 개념으로 접근하면 법리적으로 문제가 없다는 의견이다.

그러나 이에 대해 문화체육관광부 스포츠산업과는 체육시설업으로 인정받으려면 다음 두 가지 조건 중 하나를 충족해야 한다는 입장을 고수하고 있다. 첫째, 외형상 구분 가능한 고유의 체육시설을 갖추거나, 둘째, 해당 시설에서 이루어지는 활동이 문체부 장관이 고시한 '체육 종목'에 포함되어야 한다는 것이다. 이러한 주장에 대해 다음과 같은 반박이 가능하다.

먼저 '건강운동'이 현재 문체부가 지정한 '체육 종목'에 포함되어 있지

않으므로 체시법에 적용될 수 없다는 논리부터 살펴보자. 이 논리는 현재로서는 타당한 말이다. 그러나 이 문제의 본질은 '건강운동'이 종목이 아니기 때문이 아니라, '건강운동'이라는 새로운 개념을 법률에서 정의하지 않았기 때문이다. 다시 말해, 먼저 '건강운동'의 개념을 법률상에 명확히 정의하면, 이에 기반하여 '건강운동관리장업'이라는 새로운 업종을 체육시설업에 신설할 수 있게 된다.

또 하나, 문체부 스포츠산업과가 주장하는 '건강운동'이 과연 고유의 체육시설로 분류될 수 있는가 하는 문제다. 이는 체육시설업의 분류 기준이 주로 시설의 형태와 사용 목적, 그리고 사용되는 장비 등에 따라 결정된다는 점을 고려하면 쉽게 해결 가능한 문제다.

예를 들어, 피트니스센터는 다양한 운동 기구와 체력단련 장비를 갖추고 있기 때문에 '체력단련장업'으로 분류되어 있다. 이처럼 특정 시설이 '어떤 목적과 활동'을 중심으로 운영되는가에 따라 그 업종이 정해진다면 건강운동관리장업도 같은 방식으로 인정받을 수 있다. 일단 장비에 있어서 운동부하검사 장비, 등속성 운동 장비, 무중력 트레드밀 등의 장비들은 운동재활과 체력평가를 위해 건강운동관리사가 사용하는 대표적인 장비에 해당한다. 스포츠산업과가 고유의 시설로 인정받아야 한다고 주장한다면 위에 열거한 장비들을 설치하면 된다.

하지만 중요한 것은 이러한 장비들이 건강운동 지도를 위한 필수 불가결한 요건은 아니라는 점이다. 장비의 유무보다 더 중요한 것은 해당 공간에서 '누가', '무엇을 목적으로', '어떻게' 운동을 지도하는가이다. 따라서 건강운동관리장은 고유의 시설을 전제로 하지 않더라도 건강운동

4부 대한민국 체육지도자의 빛과 그림자

관리사가 일하는 공간 그 자체로 체육시설업으로 인정받아야 한다. 운동의 목적과 대상이 기존 체육시설업과는 확연히 다르며, 국민 건강 증진을 위한 별도의 전문 영역이라는 점에서 신설 업종으로 독립적인 법적 지위를 부여할 필요가 있다.

이러한 논지는 성문정 수석연구위원의 의견과도 일치한다. 즉, 건강운동관리장은 '건강운동관리사가 건강 증진을 목적으로 운동 지도를 수행하는 장소'로 정의하고 체육시설업 분류 체계에 포함시킬 수 있는 것이다.

정리하면, 건강운동관리사가 개업권을 가져야 하는 이유를, 1) 창업 기회의 확대, 2) 운동센터에 대한 안전규제 확보, 3) 국가체육지도자 간 공정성 제고, 4) 국민 건강권 보장 등 4가지로 구분하여 살펴보았다. 이러한 이유를 바탕으로, 건강운동관리사가 건강운동을 전문적으로 지도하는 장소를 '건강운동관리장업'이라는 독립적인 업종으로 신설하고, 이를 「체육시설 설치·이용에 관한 법률」에 체육시설업으로 편입할 것을 제안한다.

건강운동관리사의 공공기관 의무 배치

건강운동관리사의 대표적인 취업처에 체육회, 국민체력100, 보건소, 건강생활지원센터, 치매안심센터, 국민건강보험공단, 근로자건강센터 등의 공공기관이 있다. 이들 기관은 지역사회 건강 증진을 위한 역할 수

행이라는 보람과 더불어, 비교적 안정적인 일자리로 인식되어 많은 건강운동관리사 취득자들이 선호하는 일자리이다. 그러나 현실은 비정규직 중심의 고용 구조와 낮은 처우로 인해 장기근속에 대한 고민이 큰 곳이기도 하다.

이러한 현실 때문인지, 건강운동관리사를 채용하고자 하는 기관에서는 지원자 부족 문제를 해결하기 위해 응시 자격 요건에 생활스포츠지도사를 병기하는 경우가 많다. 문제는 해당 업무가 본래 건강운동관리사의 전문 영역이고, 생활스포츠지도사의 업무 범위와 일치하지 않음에도 불구하고 단지 지원자가 없다는 이유로 국가체육지도자로 응시 자격을 확대하고 있다는 점이다. 다음은 이에 관한 성북구보건소의 기간제근로자(운동사) 채용 공고 사례이다.

서울특별시 성북구 공고 제2025-729호

성북구보건소 기간제근로자(운동사) 채용 공고

서울특별시 성북구보건소 건강증진사업관리 운동사(신체활동 늘리기 사업)를 다음과 같이 공개 모집하오니 많은 지원 바랍니다.

2025년 04월 15일

서울특별시성북구청장

채용분야	선발예정인원	근무예정부서	담당업무	계약기간
운동사	1명	성북구보건소 (비만관리실)	· 운동 및 비만상담, 교육 · 신체활동 늘리기 사업 · 비만예방 및 관리사업 · 기타 보건사업 업무 등	2025.05.01. ~ 2026.04.30.

▲ 단, 계약 기간은 최대 23개월까지 연장 가능

1. 채용분야 및 선발예정인원

2. 응시자격 및 우대조건

● 응시자격 (기준일: 면접시행예정일)

○ 체육관련학과 학부 졸업예정자 혹은 졸업자

○ 생활스포츠지도사 2급 (전 생활체육지도자 3급) 이상 자격증 또는
KACEP, KATA, ACSM 등 운동 관련 자격증 소지자

● 우대조건

○ 건강행태, 운동처방에 대한 지식을 갖추고 이에 대한 실무 적용(상
담 및 교육) 능력 및 경력을 갖춘 자

○ 보건소나 의료기관 등에서 운동사업 경력이 있는 자

3. 근무시간 및 보수수준

○ 근무시간: 주 5일, 1일 8시간(09:00 ~ 18:00 / 휴게시간:
12:00~13:00 1시간 제외)

○ 보수수준: 기본급 월 2,462,000원(출장, 초과수당 별도)

4. 시험 방법

- **1차 시험: 서류 전형**
- 당해 직무수행에 필요한 응시자의 자격기준 등의 적합 여부 서면 심사
- **2차 시험: 면접 시험**
- 서류전형 합격자를 대상으로 실시하며, 심층면접을 통해 인성·직무수행능력 등을 종합적으로 평가

우선 주목할 점은 직종 표기이다. 해당 보건소는 채용 분야를 '운동사'로 명시하고 있다. 운동사는 현재 법적으로 정의된 공식 자격 명칭은 아니나 편의상 사용하는 것으로 보인다. 과거의 운동처방사를 줄여 운동사로 부른다고 생각할 수도 있고, 간호사, 영양사처럼 운동 전문가를 높여 부르는 호칭일 수도 있다.

다음으로 눈여겨볼 부분은 응시 자격 요건이다. 담당 업무는 운동 및 비만 상담, 신체활동 늘리기 사업, 비만 예방 및 관리사업, 기타 보건사업 등으로 구성되어 있는데, 이는 스포츠지도사의 업무 범위에 해당하는 사항이 아니다. 특히, 비만 예방 및 교육과 관련된 업무는 스포츠지도사 자격시험에서 검증조차 되지 않는 내용이다.

반면, 건강운동관리사는 바로 이러한 보건 중심의 운동처방 및 지도에 특화된 전문가임에도, 채용 공고에서는 자격 조건에 언급조차 되지 않았다. 더 충격적인 것은 민간자격증들이 응시 자격으로 기재되어 있다는 점이다. 관련 국가자격이 있음에도 현장에서 전혀 반영되지 않고

있는 것은 제도상의 문제이다.

사실 이러한 행태는 퍽 오래전부터 있어 왔다. 실제로 필자는 이미 2021년, 대한건강운동관리사협회 임원 자격으로 국민신문고를 통해 보건복지부와 문화체육관광부 양 기관에 공식적으로 이 문제를 제기한 바 있다. 보건복지부는 보건소를 관할하는 주무 부처이고, 문화체육관광부는 건강운동관리사를 발급하는 부처이기 때문이다. 민원을 제출한 시간순으로 보건복지부의 답변부터 소개한다. 당시 제출했던 민원과 그에 대한 복지부의 공식 답변을 그대로 옮겨 본다.

복지부 민원 신청 내용(2021년 1월)

근래 서울시 여러 자치구 보건소 운동사 채용의 자격 요건 명시에 불합리한 부분이 관찰되어 이러한 자격 요건에 대한 근거를 요청합니다.

서울시 몇 개의 보건소 운동사 채용 공고를 보면 응시 자격에 1) 생활체육지도자 자격증, 2) 운동사 자격증, 3) 체육 관련 학과 졸업자 및 체육지도자 자격 취득한 자 등을 명시하고 있습니다.

본 협회의 판단으로는 모두 직무에 필요한 적확한 자격 요건으로 보이지 않습니다. 각 자치구 채용 공고 운동사 담당 업무를 살펴보면 만성질환 예방관리 및 상담, 통합건강증진사업, 서울케어 건강돌봄서비스 사업 등이 제시되어 있습니다.

모두 질환자 및 건강위험군을 대상으로 운동을 지도 · 교육 · 상

192　　　　나는 대한민국 건강운동관리사다

담하는 업무를 담당하도록 하고 있습니다. 이를 정확히 수행할 수 있는 국가자격 체육지도자는 '건강운동관리사'입니다.

「국민체육진흥법 시행령」 제9조의2항에 따르면 건강운동관리사는 개인의 체력적 특성에 적합한 운동 형태, 강도, 빈도 및 시간 등 운동수행 방법에 대하여 지도·관리하는 사람으로서 의사 또는 한의사가 의학적 검진을 통하여 건강 증진 및 합병증 예방 등을 위하여 치료와 병행하여 운동이 필요하다고 인정하는 사람에 대해서 의사 또는 한의사의 의뢰를 받아 운동수행방법을 지도·관리한다고 적시되어 있습니다.

보건소는 질환군을 포함한 건강위험군이 가장 많이 이용하는 공공기관이므로 의사의 의뢰를 받아 환자를 운동시킬 수 있는 유일한 국가자격 소지자인 건강운동관리사를 채용하는 것이 국민건강증진사업의 취지에 부합할 것입니다.

국가자격 체육지도자에는 스포츠 선수를 대상으로 지도하는 전문스포츠지도사, 일반인에게 스포츠를 지도하는 생활스포츠지도사, 생애주기에 따라 노인에게 스포츠를 지도하는 노인스포츠지도사, 만 3세부터 초등학교까지 유소년을 대상으로 스포츠를 지도하는 유소년스포츠지도사, 그리고 앞서 설명한 건강운동관리사가 있습니다.

생활체육지도자는 정확한 명칭이 아닐뿐더러 건강운동관리사를 제외한 모든 국가체육지도자 자격은 스포츠 기술을 지도하도록 설계된 자격으로서 질환자를 대상으로 운동을 지도할

4부 대한민국 체육지도자의 빛과 그림자

수 있는 건강운동관리사와는 자격의 성격이 근본적으로 다릅니다.

더욱이 건강운동관리사 취득 과정에 필요한 현장 실습 장소 중에 보건소가 있는 것을 보아 건강운동관리사가 보건소 운동사 직군에 적임자임을 강하게 뒷받침합니다.

이와 같이 보건소 운동사 직무를 담당할 국가자격이 있음에도 '건강운동관리사'는 명시되지 않고 오히려 민간자격인 운동사(운동사는 운동사협회 민간자격증)가 자격 요건으로 요구되고 있으니 이는 국가 기관에서 오히려 국가 자격자를 배제한 꼴이 되고 말았습니다.

하여 보건소 운동사를 목표로 건강운동관리사를 취득한 체육대학 학생들에게 심한 좌절감과 혼란을 주고 있으며, 관련 법 또한 크게 훼손시키고 있습니다. 이것은 비단 건강운동관리사의 채용에만 국한되는 문제가 아니라 대국민 체육·보건서비스의 질적 문제에도 심한 악영향을 주리라 사료됩니다.

이에 본 협회는 현재 이루어지고 있는 보건소 운동사 채용 시 자격 요건에 대한 근거 확인을 요청하며 아래와 같이 자격 요건의 우선순위를 제안합니다.

1) 건강운동관리사

2) 기타 국가체육지도자 자격

3) 체육 관련 학과 졸업자

답변

처리기관 보건복지부(보건복지부 건강정책국 건강정책과)

접수일 2021-01-13 17:29:23

답변일 2021-01-21 21:06:32

1. 안녕하십니까? 귀하께서 국민신문고를 통해 신청하신 민원에 대한 검토 결과를 다음과 같이 알려 드립니다.

2. 귀하의 민원 내용은 '보건소 운동사 채용 요건'에 관한 것으로 이해됩니다.

3. 귀하의 질의 사항에 대해 검토한 의견은 다음과 같습니다.

가. 귀하께서는 보건소 인력 채용 시 운동사 자격 요건에 우선순위를 둘 것을 요청하셨으나, 「지역보건법」에 따른 보건소 '전문인력의 면허 또는 자격의 종류에 따른 최소 배치 기준'에는 운동사에 대한 별도 기준이 없으며 자격별 채용 우선순위에 대해서도 정하고 있지 않습니다.

나. 다만, 「지역보건법」에 보건소 업무 중 방문건강관리사업을 수행하는 방문건강관리 전담공무원의 요건을 규정하고, 「국민체육진흥법」 제2조제6호에 따른 체육지도자는 방문건강관리 전담공무원이 될 수 있음을 명시하고 있습니다.

다. 이에 따라, 「지역보건법」에 별도로 정한 업무 분야 이외에 보건소별 채용 공고에서 요구하는 자격 요건은 추진하고자 하는 업무에 필요한 자격을 제시한 것으로 **자격별 우선**

순위에 대하여는 채용 기관에서 판단하여 결정할 사항임을 안내드립니다.

라. 또한, 「자격기본법」에서 정하는 바와 같이 국가자격과 민간자격의 관리·운영 분야는 서로 다르므로 보건소에서 추진하고자 하는 사업 내용에 따라 필요로 하는 자격 요건에 차이가 있을 수 있는 점도 양해하여 주시기 바랍니다.

4. 귀하의 질문에 만족스러운 답변이 되었기를 바라며, 답변 내용에 대한 추가 설명이 필요한 경우 보건복지상담센터(☎129) 또는 건강정책과(☎044-202-2805)로 연락 주시면 친절히 안내해 드리도록 하겠습니다. 감사합니다. 끝.

답변의 핵심은 결국 법적 근거 부재로 건강운동관리사 채용을 강제할 수 없다는 것이다. 보건소에서 인력을 채용할 때 근거로 사용하는 「지역보건법」에 운동사 채용 요건이 적시되어 있지 않다 보니 보건소 재량에 맡길 수밖에 없다. 「국민체육진흥법」에 체육지도자는 방문건강관리 전담공무원이 될 수 있다는 규정만 있을 뿐 신체활동 사업과 관련된 규정은 없다. 채용 담당자가 건강운동관리사의 존재와 역할을 알고 있는 경우에만 채용 요건에 표기가 가능하다. 문체부는 이와 관련하여 어떤 입장을 가지고 있을까?

문체부 민원 신청 내용(2021년 9월)

제목: 건강운동관리사 채용

안녕하세요. 건강운동관리사의 보건소 채용과 관련하여 문체부의 입장을 듣고 싶습니다.

현재 많은 보건소에서 건강운동관리(과거 운동처방) 업무에 건강운동관리사에 대한 인지 부족으로 모집 응시 자격에 건강운동관리사를 명시하지 않고 있습니다. 첨부한 파일은 하나의 예시로 각 보건소의 건강운동관리 채용 상황을 가늠할 수 있습니다. 이미 과거에 담당자와 연락하여 건강운동관리사를 안내하고 수정 조치하였습니다만 전국의 많은 보건소에도 이런 일이 발생할 여지는 충분할 것 같아 이를 개선할 수 있는 방안을 주관 부서인 문체부를 통해 마련했으면 합니다(보건소가 보건복지부 소관이라 그쪽에 민원을 넣었으나 실효성 있는 답변을 얻지 못했습니다).

첨부한 파일의 응시자격을 보면 국가 자격증인 건강운동관리사는 누락되고 오히려 민간자격증이 올라와 있거나 담당 업무와 거리가 있는 생활체육지도자가 제시되어 있는 실정입니다. 첨부 파일의 두 채용 분야는 건강운동관리사 업무와 직결되며 직무에 정확히 부합된다고 판단됩니다.

현재 건강운동관리사를 의무 채용해야 한다는 어떠한 법령이 있는 것이 아니지만 적어도 건강운동관리사의 존재를 몰라 자격 요건에 명시하지 못하는 것은 건강운동관리사 자격 취득자의 권익에 상당한 영향을 미치는 일입니다. 이런 상황을 어떻게 개선시킬 수 있을지 주관 부처인 문체부의 의견을 듣고자

4부 대한민국 체육지도자의 빛과 그림자

합니다.

감사합니다.

답변

처리기관 문화체육관광부(문화체육관광부 체육국 체육진흥과)

접수일 2021-09-02 09:07:39

답변일 2021-09-24 18:24:31

처리 결과(답변 내용)

1. 안녕하십니까? 귀하께서 국민신문고를 통해 신청하신 민원에 대한 검토 결과를 다음과 같이 알려 드립니다.

2. 귀하의 민원 내용은 '건강운동관리사 채용'에 관한 것으로 이해됩니다.

3. 귀하의 질의 사항에 대해 검토한 의견은 다음과 같습니다.

가. 우리 부는 「국민체육진흥법」 제11조에 따라 국민체육 진흥을 위해 체육지도자 자격제도를 운영하고 있으며, 같은 법 시행령 제2조 제7호에서는 건강운동관리사를 '개인별 체력적 특성에 적합한 운동 수행 방법에 대하여 지도·관리하는 자'로 규정하고 있습니다.

나. 이에 따라, 건강운동관리사 자격을 취득한 분들은 개인별 체력적 특성에 적합한 운동 수행 방법에 대하여 지도·관리하는 업무가 필요한 기관에서 채용되어, 해당 업무에

종사하실 수 있습니다.

다. 귀하께서 말씀해 주신 각 보건소의 채용 공고에서 명시하고 있는 응시 자격 요건과 관련하여, 채용은 각 기관별 고유의 자율적인 업무 영역입니다. 따라서, 우리 부 소관이 아닌 기관을 대상으로 채용과 관련된 응시 자격 요건을 일괄적으로 공통으로 정하도록 하는 것에는 어려움이 있음을 양해 부탁드립니다.

라. 다만, 향후에는 우리 부에서 운영하고 있는 체육지도자 자격제도에 대해 지자체 등 관계기관 대상으로 체육지도자 자격종류별 특성 및 직무 내용 등을 정확하고 상세하게 안내하고, 개별 자격에 대한 인지도를 제고할 수 있는 방안을 검토하는 등의 노력을 기울이도록 하겠습니다.

4. 귀하의 질문에 만족스러운 답변이 되었기를 바라며, 답변 내용에 대한 추가 설명이 필요한 경우 문화체육관광부 체육진흥과 강혜선 주무관(044-203-3135)에게 연락주시면 친절히 안내해 드리도록 하겠습니다. 감사합니다. 끝.

문체부 답변의 핵심을 정리하면, 보건소는 문체부 소관이 아닌 데다 응시 자격과 요건은 해당 기관의 자율적인 업무 영역이므로 건강운동관리사를 채용을 강제할 수 없다는 것이다.

복지부는 법이 없어서 채용을 못 하고, 문체부는 내 소관이 아니라고 한다. 자격의 대중 인지도라도 높으면 채용 담당자가 적임자를 뽑을 수

도 있겠건만, 4년이 지나도 이런 행태가 반복되고 있는 것을 보면 문체부 체육진흥과에서 답변한 것처럼 문체부가 보건소를 대상으로 건강운동관리사의 인지도 제고를 위해 노력을 했다고 보기는 어렵다.

보건소 같은 공공기관은 국민의 건강과 안전에 직결되는 업무를 수행하는 만큼, 실무자 자격에 대해 가장 엄격한 검증이 이루어져야 한다. 그럼에도 불구하고, 필자가 4년 전에 직접 확인하고 민원까지 제기했던 문제가 오늘날까지도 반복되고 있음은 법적 근거 부재와 자격 인지도 문제가 여전히 해결되지 않았음을 방증한다.

현행법상 공공기관의 채용은 해당 기관의 자율에 맡겨져 있다. 그래서 스포츠지도사를 뽑건, 민간 자격자를 뽑건, 기관의 재량이라고 하면 그만이다. 설사 건강운동관리사를 알고 있는 채용 기관에서조차 스포츠지도사를 병기하는 이유를 들어 보면 건강운동관리사 지원자가 없어서 어쩔 수 없이 스포츠지도사를 자격 요건에 제시하게 된다는 것이다. 실로 참담할 지경이다.

지원자가 없는 원인으로 크게 두 가지를 생각해 볼 수 있다. 첫째, 열악한 처우다. 비정규직 고용, 단기계약 중심의 채용 구조는 고급 자격자의 장기 근무를 가로막는다. 둘째, 희소성이다. 앞서 지적한 대로 매년 배출되는 자격자 수 자체가 작다 보니 해당 지역에 구직자가 존재할 확률도 그만큼 낮아진다. 설사 채용 조건이 좋아도 지원에 관심을 갖는 절대적인 숫자가 작아지게 된다는 말이다. 실제로 서울시 전역의 보건소 건강운동관리사 채용률이 대략 20% 정도밖에 되지 않는다는 말은 열악한 처우와 수급 불균형을 상징적으로 보여 준다.

지금과 같이 보건소에서 국가자격이건 민간자격이건 체육 관련 자격증을 갖추기만 하면 된다는 식의 취업 요건을 제시하는 것은 국가 기관의 무책임한 행태이다. 보건소가 수행하는 신체활동을 포함한 각종 보건사업은 지역사회 건강 수준 향상과 건강 격차 해소라는 공익적 목표를 가진다. 이러한 공공성 실현을 위해서는 실무자의 역량이 무엇보다 중요하다. 그러므로 적합한 인재가 채용될 수 있도록 관련 법과 제도를 정비하는 것이 시급하다.

이상으로 윤상진(2023)이 체계적 문헌 고찰을 통해 정리한 건강운동관리사 자격 제도 개선 사항 중 세 가지 핵심 과제, 1) 자격 명칭 개정, 2) 건강운동관리장업 신설, 3) 공공기관 내 건강운동관리사 의무 배치에 관해 살펴보았다. 이 세 가지 과제는 건강운동관리사들의 직업 정체성과 권익 신장을 도모함과 동시에, 국민의 건강권 보장과 건강 증진을 실현하는 데 있어 제도적 기반이자 견인차 역할을 할 것이다.

(사)대한건강운동관리사협회의 역할과 비전

건강운동관리사협회의 정관

사단법인 대한건강운동관리사협회(이하 '협회')는 대한민국 건강운동관리사를 대표하는 단체이다. 협회는 1급 생활체육지도자(운동처방) 시절인 2004년, 제1차 워크숍 및 창립총회를 시작으로 2025년 현재 제37차 워크숍을 이어 가며 건강운동관리사의 전문성 강화와 권익 향상을 위해 노력하고 있다.

협회의 정체성을 바라보는 시선은 크게 두 가지가 존재하는 것 같다. 하나는 협회를 '협회원을 위한 단체'로 보는 시각이다. 이는 협회의 정관 제4조(사업) 제1호에 명시되어 있다. 해당 조항은 협회의 설립 목적이 건강운동관리사의 권익 보호와 직무 역량 강화에 있다는 것을 분명히 하고 있다.

제3조(목적) 본 협회는 건강운동관리사의 자질 향상과 회원의 권익 보호를 통해 건강운동 분야의 발전을 목표로 하며, 관련 업계 간의 교류를 통하여 국민의 건강 증진에 기여함을 목적으로 한다.

제4조(사업) 본 회는 제3조의 목적을 달성하기 위해 다음 각 호의 사업을 한다.

1. 회원의 권익 보호와 지위 향상, 복지, 친목에 관한 사항

2. 신체활동 및 운동처방 분야의 교류에 관한 사항

3. 보수 교육 등 자질 향상에 관한 사항

4. 운동 프로그램 보급에 관한 사항

5. 대국민 홍보에 관한 사항

6. 관계 기관이나 단체와의 협조에 관한 사항

7. 사회봉사에 관한 사항

8. 사고 및 분쟁에 대비한 공제 사업에 관한 사항

9. 기타 본 회의 목적 달성에 필요한 사항

협회의 정체성에 관한 또 하나의 시각은 협회원을 포함한 모든 건강운동관리사를 대표하는 공익단체로 바라보는 시각이다. 이를 이해하기 위해서는 협회 결성 목적을 규정한 제3조를 읽어 볼 필요가 있다.

이 조항은 협회가 단순히 협회원들의 이익을 대변하는 데 그치지 않고, '건강운동 분야의 발전'을 통해 궁극적으로 국민 건강 증진에 기여하는 것을 목적으로 삼고 있음을 명확히 밝히고 있다. 이러한 대의는 제4조(사업)의 2·4·5·6·7호에서도 확인되는데, 협회가 스스로를 협회

4부 대한민국 체육지도자의 빛과 그림자

원의 단체를 넘어 사회적 기능에 충실한 공공 단체로 규정하고 있는 것이다.

나는 이 두 번째 관점, 즉 협회의 공적 역할 수행이 협회원의 권익 신장만큼 중요하다고 생각한다. 건강운동 분야의 발전을 선도하고 국민 건강 증진에 이바지하는 주체가 건강운동관리사라는 국민 인식이 건강운동관리사의 직업 정체성과 권익 향상 모두에 긍정적으로 기여하기 때문이다.

이런 차원에서 대한건강운동관리사협회의 역할은 대단히 중요하다. 운동처방 분야의 유일한 국가체육지도자 단체로서 협회원의 이익을 대변하고 건강운동 분야의 발전을 이끌며, 국민 건강 증진에 기여하기 위해서 당면한 수많은 과제 중 무엇을 추진해야 할까?

전문건강운동사 체제 마련

전문건강운동사 체제는 장기적 과제이다. 당장은 앞서 논의한 바와 같이, 「체육시설법」 내 '건강운동관리장업' 신설, 공공기관 내 건강운동관리사 의무 배치를 위한 입법, 「국민체육진흥법」에 건강운동관리사의 업무 영역 적시 등 시급한 현안들에 집중해야 한다. 그러나 향후 건강운동관리사 배출 인원이 증가하고 국민의 건강 요구도가 다양해지면 전문건강운동사 제도 도입의 필요성이 자연스레 대두될 것이다.

전문건강운동사란, 건강운동관리사 자격을 보유한 사람이 취득할 수

있는 특정 건강운동 분야의 전문 자격을 말한다. 이는 충분한 논의와 관련 전문가들의 심층적인 검토가 필요한 과제다. 하지만 전문건강운동사의 필요성에 대한 공감대를 형성하고 제도 시행을 위한 초석을 놓는 일은 지금부터 시작할 수 있다. 실제로 협회는 2024년에 분과위원회를 새롭게 출범하며 이러한 기반을 마련하였다. 현재 협회 조직은 이사회 산하 위원회가 있으며, 위원회는 분과위원회, 전문위원회, 교수위원회로 구성된다.

그림 35. 건강운동관리사협회 조직도

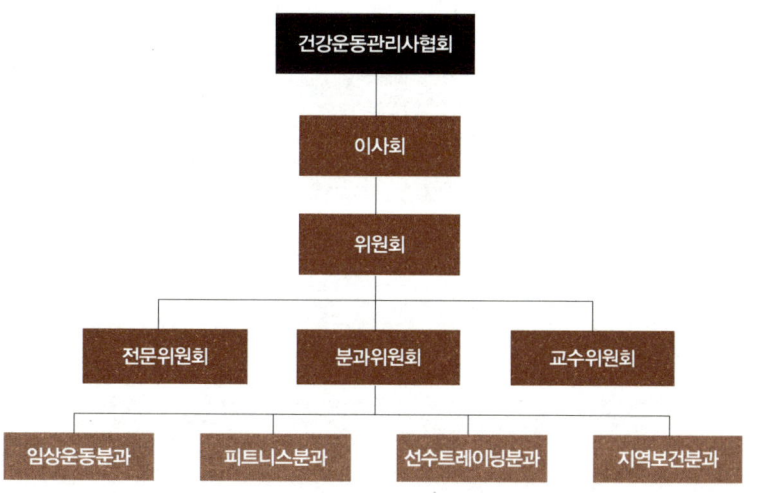

분과위원회는 임상운동분과, 피트니스분과, 선수트레이닝분과, 지역보건분과로 구성되어 있다. 각 분과는 현재 건강운동관리사들이 주로 활동하고 있는 대표적인 영역인 병원 및 운동재활센터, 피트니스센터,

4부 대한민국 체육지도자의 빛과 그림자

그림 36. 제34차 분과별 워크숍 포스터

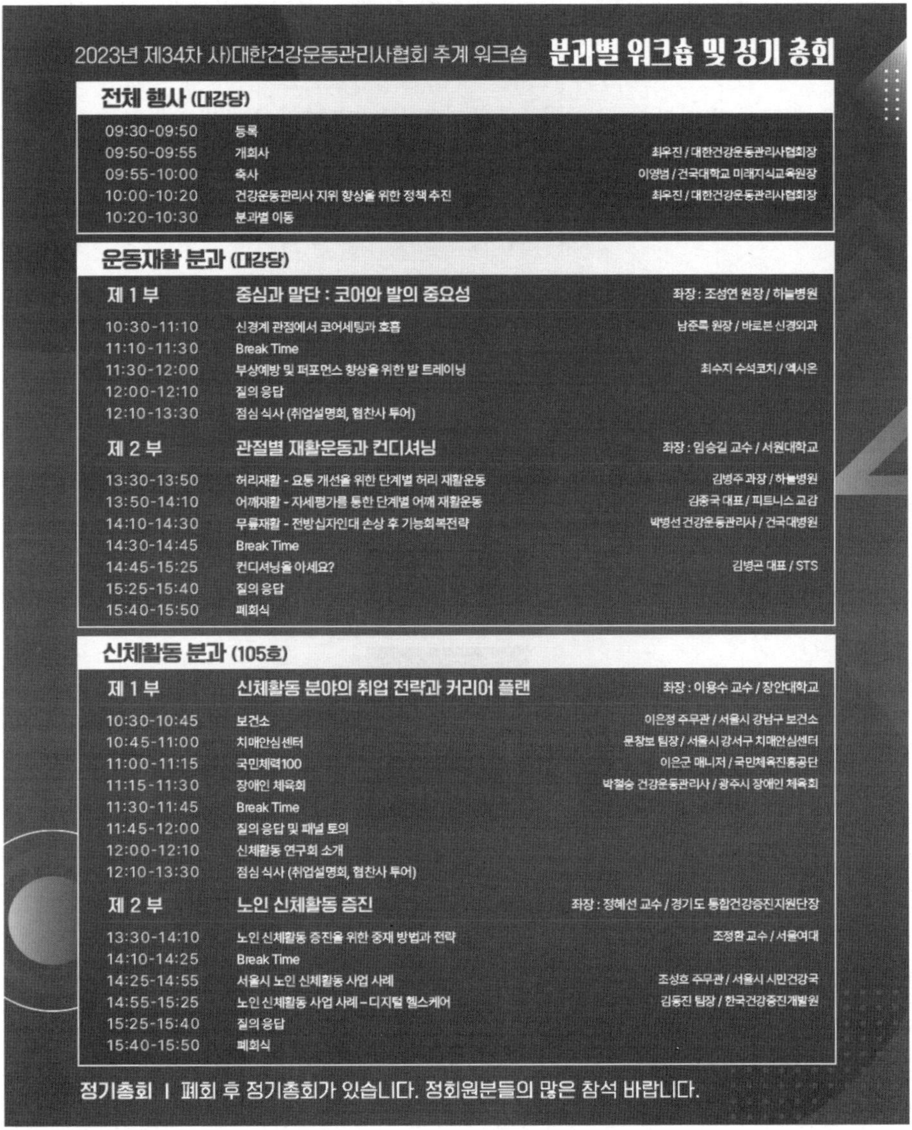

2023년 제34차 사)대한건강운동관리사협회 추계 워크숍 **분과별 워크숍 및 정기 총회**

전체 행사 (대강당)

시간	내용	
09:30-09:50	등록	
09:50-09:55	개회사	최우진 / 대한건강운동관리사협회장
09:55-10:00	축사	이영범 / 건국대학교 미래지식교육원장
10:00-10:20	건강운동관리사 지위 향상을 위한 정책 추진	최우진 / 대한건강운동관리사협회장
10:20-10:30	분과별 이동	

운동재활 분과 (대강당)

제 1 부 중심과 말단 : 코어와 발의 중요성 좌장 : 조성연 원장 / 하늘병원

시간	내용	
10:30-11:10	신경계 관점에서 코어세팅과 호흡	남준록 원장 / 바로본 신경외과
11:10-11:30	Break Time	
11:30-12:00	부상예방 및 퍼포먼스 향상을 위한 발 트레이닝	최수지 수석코치 / 엑시온
12:00-12:10	질의 응답	
12:10-13:30	점심 식사 (취업설명회, 협찬사 투어)	

제 2 부 관절별 재활운동과 컨디셔닝 좌장 : 임승길 교수 / 서원대학교

시간	내용	
13:30-13:50	허리재활 - 요통 개선을 위한 단계별 허리 재활운동	김병주 과장 / 하늘병원
13:50-14:10	어깨재활 - 자세평가를 통한 단계별 어깨 재활운동	김중국 대표 / 피트니스 교감
14:10-14:30	무릎재활 - 전방십자인대 손상 후 기능회복전략	박병선 건강운동관리사 / 건국대병원
14:30-14:45	Break Time	
14:45-15:25	컨디셔닝을 아세요?	김병곤 대표 / STS
15:25-15:40	질의 응답	
15:40-15:50	폐회식	

신체활동 분과 (105호)

제 1 부 신체활동 분야의 취업 전략과 커리어 플랜 좌장 : 이용수 교수 / 장안대학교

시간	내용	
10:30-10:45	보건소	이은정 주무관 / 서울시 강남구 보건소
10:45-11:00	치매안심센터	문창보 팀장 / 서울시 강서구 치매안심센터
11:00-11:15	국민체력100	이은군 매니저 / 국민체육진흥공단
11:15-11:30	장애인 체육회	박철승 건강운동관리사 / 광주시 장애인 체육회
11:30-11:45	Break Time	
11:45-12:00	질의 응답 및 패널 토의	
12:00-12:10	신체활동 연구회 소개	
12:10-13:30	점심 식사 (취업설명회, 협찬사 투어)	

제 2 부 노인 신체활동 증진 좌장 : 정혜선 교수 / 경기도 통합건강증진지원단장

시간	내용	
13:30-14:10	노인 신체활동 증진을 위한 중재 방법과 전략	조정환 교수 / 서울여대
14:10-14:25	Break Time	
14:25-14:55	서울시 노인 신체활동 사업 사례	조성호 주무관 / 서울시 시민건강국
14:55-15:25	노인신체활동 사업 사례 – 디지털 헬스케어	김동진 팀장 / 한국건강증진개발원
15:25-15:40	질의 응답	
15:40-15:50	폐회식	

정기총회 ┃ 폐회 후 정기총회가 있습니다. 정회원분들의 많은 참석 바랍니다.

스포츠팀, 그리고 보건소 등의 공공기관을 중심으로 조직되었다. 분과위원회 출범은 두 가지 목적을 염두에 두고 추진되었다. 첫째는 분과 중심의 워크숍 운영을 위해서이며, 둘째는 향후 전문건강운동사 체제 구축을 위한 기반 마련을 위해서다.

협회는 매년 두 차례 정기 워크숍을 개최하고 있다. 워크숍(workshop)은 "작업에 필요한 논의를 하는 연수회"를 뜻하는 말로, 협회의 워크숍 역시 다양한 분야에 종사하는 건강운동관리사들이 각자의 전문 영역에 필요한 교육을 받을 기회의 장이 되어야 한다.

이런 취지를 반영해 2024년 분과회가 공식적으로 출범하기 전, 협회는 2023년 11월 제34차 워크숍을 '운동재활 분과'와 '신체활동 분과'로 나누어 운영한 바 있다. 당시 워크숍 포스터를 보면 알 수 있듯, 각 분과의 콘텐츠는 뚜렷한 차이를 보인다. 이는 각 분야의 업무 내용이 크게 다르다는 것을 의미한다. 이처럼 분과 중심의 워크숍을 통해 해당 분야 종사자들의 실무 역량을 보완하고 인적 네트워크를 형성할 수 있는 장을 마련했다. 이러한 흐름에서 2024년에 분과회가 공식적으로 출범하게 된 것이다.

분과위원회 출범의 두 번째 목적은 장기적인 관점에서 '전문건강운동사' 체제 마련을 위한 포석이다. 현재의 건강운동관리사 자격시험은 건강운동 분야에서 요구되는 다양한 실무 역량을 담아내지 못하고 있다.

보건소에서 근무하는 건강운동관리사와 병원에서 근무하는 건강운동관리사의 역할은 크게 다르다. 보건소 소속의 건강운동관리사는 개인 대상의 1:1 운동 지도보다 지역사회 전체의 신체활동 참여율을 높이는

업무가 주를 이룬다. 이는 지역사회 건강 증진이라는 보건소의 본래 기능에서 비롯된 것으로, 담당자는 관련 법령에 근거하여 예산을 기획·집행하고, 지역 특성을 반영한 신체활동 사업을 기획·운영하는 등의 행정 업무 비중이 크다.

반면에 병원에서 근무하는 건강운동관리사는 건강 상태가 좋지 않은 개인을 대상으로 1:1 운동 프로그램을 수행하며, 임상적이고 맞춤화된 운동 지도 업무를 주로 수행하게 된다. 피트니스센터에서 근무하는 경우도 유사하게 1:1 운동 지도가 중심이 되지만, 대상자가 일반인이거나 건강 수준이 비교적 양호하다는 점에서 병원과 차이를 보인다.

대상자가 선수인 경우는 또 다르다. 스포츠 상황에서 노출되는 부상은 일반인과 차이를 보이고, 요구되는 스포츠재활의 수준도 다르다. 대상자가 우울증과 같은 정신 질환 보유자나 휠체어를 사용하는 지체 장애인이라면, 이들의 특성의 맞춘 별도의 운동 지도 접근이 필요하다.

이처럼 건강운동관리사가 만나는 대상자와 서비스 내용이 영역별로 큰 차이를 보임에도, 현재의 자격시험 체계는 현장에서 요구되는 역량을 제대로 반영하고 있지 못하다. 현재의 자격을 보완하는 것도 하나의 방법일 수 있으나 세분화되는 분야를 하나의 자격에 담기는 어려울 것이다. 따라서 각 분야에 맞는 전문성을 갖춘 '전문건강운동사' 제도의 도입이 필요하다. 이는 간호사나 영양사가 전문간호사, 전문영양사 제도를 운영하는 것과 같은 취지이다.

표 16. 전문간호사와 전문영양사의 세부 분야

직종	분야	개수(개)
전문간호사	보건, 마취, 가정, 정신, 감염관리, 산업, 응급, 노인, 중환자, 호스피스, 종양, 임상, 아동	13
전문영양사	급식경영, 산업보건, 노인전문, 스포츠전문, 비만인정(전문임상), 신장전문	6

간호사는 2000년부터 전문간호사 제도를 시행하고 있다. 정신전문간호사, 응급전문간호사, 종양전문간호사 등은 그 명칭만으로도 역할의 차이를 바로 알 수 있다. 같은 간호사라 하더라도 각 전문 분야에서 수행하는 업무는 본질적으로 다를 수밖에 없다.

영양사도 마찬가지다. 급식경영 업무를 주로 담당하는 영양사와, 만성콩팥병 환자에게 영양 상담과 관리를 제공하는 신장전문영양사는 수행하는 역할에 있어 분명한 차이가 있다. 건강운동관리사도 예외는 아니다. 장애인을 대상으로 하는 건강운동관리사와 정신 질환을 다루는 건강운동관리사는 역할과 전문성에서 확연히 구분될 수밖에 없다.

간호사와 영양사의 전문 자격시험과 관리는 각 직능협회가 국가의 인증을 받아 운영하는 체계를 갖추고 있다. 이와 유사하게, 건강운동관리사협회도 향후 전문건강운동사 교육 및 자격 심사의 위탁기관으로서의 역할을 수행하는 것이 자연스럽다. 장차 전문건강운동사 제도의 필요성이 대두되면 협회 내 분과위원회가 중심이 되어 실질적인 업무를 수행하면 될 것이다.

전문건강운동사 자격을 취득하기 위한 요건은 충분한 논의가 필요한

4부 대한민국 체육지도자의 빛과 그림자

사안이다. 관련 분야의 대학원 학위, 실무 경력, 현장 실습, 평점, 자격 시험 등 다양한 요건이 고려될 수 있을 것이다.

예컨대, '지역보건 전문건강운동사'의 경우 보건대학원 관련 학위, 관련 분야 2년 이상의 경력, 협회 워크숍과 유관 학회에서 취득한 일정 수준의 평점 등을 자격 기준으로 삼을 수 있을 것이다. 또한 전문건강운동사 자격 유지를 위해서는 5년 이내에 해당 분야에서 2년 이상의 근무와 일정 수준 이상의 평점 취득 등을 조건으로 설정할 수 있다. 이와 같은 자격의 심사와 관리는 모두 분과위원회에서 담당한다.

이러한 전문건강운동사 제도가 도입되면, 각 분야에서 활동 중인 건강운동관리사의 전문성을 크게 향상시킬 수 있을 뿐만 아니라, 평점제도를 통한 체계적인 보수 교육 시스템도 함께 구축되어 현재 제기되는 보수 교육 문제를 일정 부분 해소할 수 있을 것이다.

자격제도 개선을 위한 협회의 노력

4부 2장에서 4장까지 건강운동관리사 제도가 안고 있는 여러 문제점을 살펴보았다. 운동재활과 교정운동 등 실제 업무 범위의 문제, 자격 명칭의 문제, 자격 취득자 수급 불균형 문제, 개업권 부재 문제 등을 중심으로 논의했다. 이외에도 해마다 크게 변동되는 합격률의 문제, 현장과 괴리된 시험 과목 구성 및 유사 과목의 통폐합 문제, 연수원 운영과 연수 내용의 현장 적용의 문제 등 개선이 시급한 과제가 산재해 있다.

그렇다면 이러한 문제들을 어떻게 해결해 갈 수 있을까? 앞서 언급한 문제들 외에도 윤상진(2023)이 제시한 바와 같이, 건강운동관리사 제도는 18개 범주에 걸쳐 여러 문제를 안고 있다.

안타까운 현실은 운동처방사 제도가 도입된 1995년 이래로, 건강운동관리사 제도는 30년의 세월 동안 본질적인 개선 없이 정체돼 왔다는 것이다. 2015년 자격 체계 개편을 통해 일부 문제는 개선되었지만, 동시에 새로운 문제들이 추가로 발생되는 결과를 낳았다.

그림 37. 체육지도자 국가 자격제도 개선 촉구 보도자료(일부)

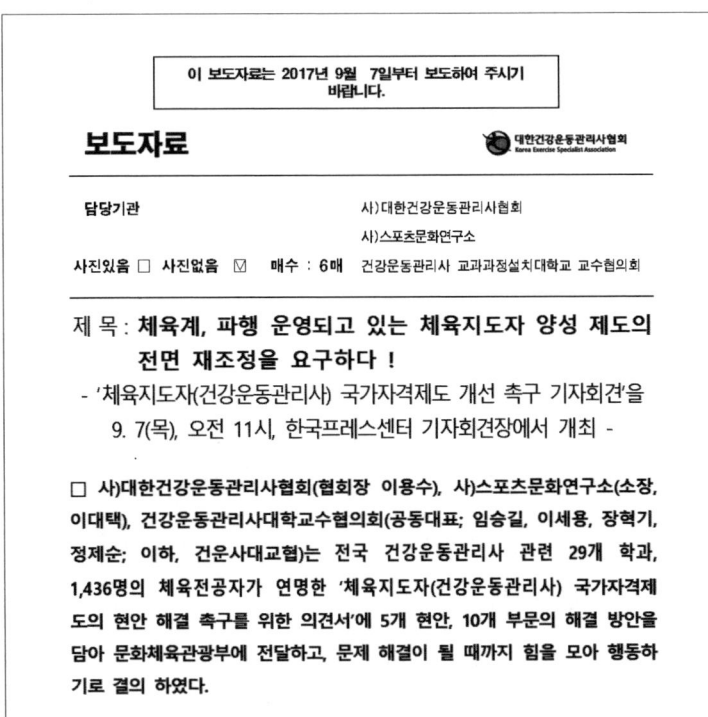

이러한 제도상의 문제를 개선하고자 협회는 지속적으로 다양한 노력을 기울여 왔다. 그 대표적인 사례가 2017년에 전개한 〈체육지도자 국가자격제도 개선 촉구를 위한 의견서 및 행동〉이다. 이때 외부 단체와 약 1,500명의 체육인이 연대하여 건강운동관리사 제도 개선을 위한 공동 대응에 나섰고, 기자회견과 언론 대응 등 이슈화를 위한 다각적인 활동을 펼쳤다. 그러나 결과는 기대와 달리 실질적인 성과 없이 끝나고 말았다. 왜일까?

2017년에 협회가 주도했던 건강운동관리사 자격제도 개선을 위한 행동에 담겨 있는 주장은 문화체육관광부가 국비를 출자해 직접 연구 용역을 의뢰하여 수행된 〈건강운동관리사 자격제도의 문제점과 개선 방안〉이라는 78쪽 분량의 보고서를 근거로 한 것이다.

문체부는 국민의 세금으로 해당 연구를 발주했고, 그 결과를 바탕으로 토론회까지 개최하며 문제점에 공감하는 모습을 보였다. 그러나 정작 중요한 실질적 제도 개선은 전혀 이루어지지 않았다. 그저 '수용한다'는 원론적인 답변만 내놓았을 뿐이다.

결과적으로 이는 전형적인 전시 행정으로 남게 되었다. 겉으로는 문제를 해결하려는 움직임만 보이고 실제로는 아무런 행동도 하지 않은 셈이다. '눈 가리고 아웅'하는 식의 태도로, 문화체육관광부의 의도가 무엇이었든 간에 많은 건강운동관리사들과 이 자격을 준비하고 있는 체육인들을 기만한 결과를 낳았다.

2024년, 협회는 다시 한번 건강운동관리사 제도 개선을 위한 도전에 나섰다. 산적한 과제들 중 건강운동관리장업 신설을 위한 체육시설법

개정과 배출 인원 증대라는 두 가지 핵심 이슈를 선정해 1,000명이 넘는 서명을 받아 적극적으로 움직였다.

이 과정에서 협회는 문화체육관광부 체육진흥과를 비롯해 국민체육진흥공단 스포츠진흥본부 지도자양성팀과 수차례 회의를 진행했고, 국회 문화체육관광위원회 소속 여러 의원들과의 접촉을 시도했으며, 법률 입안을 위한 자문을 구하고자 변호사 및 한국스포츠정책과학원 연구원을 직접 찾아가며 다방면의 노력을 기울였다. 그러나 결과는 진전된 바 없이 제도 개선의 어려움만 확인한 채 또다시 제자리걸음이었다. 이제 무엇을 해야 하는가?

1급 생활체육지도자(운동처방) 시절부터 30년간 이어져 온 건강운동관리사 제도의 문제를 일소하고, 실질적인 변화를 이끌어 내기 위해서는 이제 법원의 판단을 구하는 방법이 현시점에서 가장 유효한 해법으로 보인다.

이것은 개인적인 의견이 아니다. 협회의 오랜 투쟁의 역사 속에서 체득한 결론이자, 윤상진(2023)의 제언과도 일치하는 방안이다. 그가 20년 동안 발표된 건강운동관리사 제도 개선 관련 연구 21편을 분석하여 제안한 내용 중 일부를 소개한다.

> "많은 선행연구에서 밝힌 것처럼, 운동처방사 자격제도 신설을 둘러싼 문화체육관광부와 보건복지부의 갈등으로 제도의 취지와 방향성이 조금씩 엇나가면서 현재의 건강운동관리사 제도에 이르게 되었으며, 이에 대한 개선방안으로서 관련 부처 간 협의 및 업무 연계를 언급하고 있었다.

그러나 몇십 년 동안 아무런 진전 없이 양 부처가 서로를 배제하고 독자적인 운동처방사 양성제도를 추진하고 있는 현 상황을 종합해 봤을 때, 극적인 합의를 기대하는 것은 어렵다고 판단된다."

사실 건강운동관리사 자격 제도 개선의 가장 큰 걸림돌은 보건복지부와 문화체육관광부 간의 이견과 갈등이다. 예컨대, '운동처방사'라는 자격 명칭을 사용하지 못하는 문제나, '운동재활', '교정운동'과 같은 업무 범위가 명확히 규정되지 못하는 문제는 모두 보건복지부와의 이견 조율 실패에 기인한다. 자격 취득자의 수급 불균형 문제 역시, 양 부처 간의 긴밀한 협의와 조율이 필수적이다. 건강운동관리사의 자격 발급은 문화체육관광부가 하지만 주요 근무지가 병원이나 보건소 등 보건복지부 소관이기 때문이다.

윤상진(2023)도 지적한 바와 같이, 만일 두 부처 간의 합의가 요원하다면 건강운동관리사협회가 이해 당사자로서 이 문제 해결에 주도적으로 나서야 한다. 협법소원이든 행정소송이든, 오랫동안 산적한 문제를 해결하기 위해서는 법원의 힘을 빌리는 것이 가장 유효할 것이라 판단된다.

"「헌법재판소법」 제68조제2항의 헌법소원심판을 청구하여 '운동처방사', '운동치료사' 등의 용어를 금지하고 '운동처방'과 관련된 업무 영역을 제한하는 것이 직업 수행의 자유를 제한하는지를 헌법재판소에서 판단받고, 건강운동관리사의 업무 범위를 제한하는 법령에 대한 명확한 해석을 구하여 이를 바탕으로 건강운동관리사의 업무 내용과 범위를 보다 명료

하게 판단받아야 할 것으로 사료된다."

가장 먼저 자격 발급 기관인 문화체육관광부를 상대로 소송을 제기할 필요가 있다. 현재 건강운동관리사 제도의 가장 심각한 문제는 일관성 없이 운영되는 시험 제도이며, 그로 인한 직접적인 피해가 매년 평균 1,500여 명의 응시생에게 고스란히 전가되고 있다.

시험의 출제 기준과 범위가 불명확하고, 실제 현장과 동떨어진 내용이 출제된다는 지적은 응시생뿐만 아니라 다수의 체육대학 교수들도 꾸준히 제기해 온 사항이다. 윤상진(2023)의 연구 역시 이 문제를 명확히 지적한 바 있다.

큰 편차의 합격률이 이를 입증한다. 2018년 필기시험의 합격률이 3.0%였고, 이후에도 필기시험과 구술 및 실기시험의 난이도 조정이 안정되지 못해 삼수, 사수 이상의 장수생이 속출하고 있다. 과연 건강운동관리사 자격시험이 그렇게까지 어려워야 하는가에 대한 근본적인 의문이 제기되고 있다.

협회는 2018년 이후 수차례에 걸쳐 시험 제도 개선을 촉구하는 건의와 항의를 했으나, 시험 문제의 난이도는 여전히 안정적으로 제시되지 못하고 있다. 응시생들 사이에서는 공공연히 '킬러 문항'이 있다는 말이 돌 정도다. 건강운동관리사 시험이 대학수학능력 시험에 버금가는 시험이 되어 버렸다는 자조 섞인 말이다.

국가가 시행하는 체육지도자 자격시험의 난이도가 종잡을 수 없어 복불복이라는 말을 들을 정도로 신뢰를 잃고 있는 상황은 심각한 문제

다. 2015년 자격 개편 후 2018년도 필기시험에서 홍역을 치른 후에도, 2023년 구술 및 실기시험에서 또다시 문제점을 드러냈다.

시험 전반의 난도가 상당히 높은 편이며, 일부 문항은 '이런 문제까지 나와야 하나?'는 의문을 불러일으킨다. 예를 들어, '랜드마인 로테이션'과 같은 운동은 현장에서 보편적이지 않은 운동기구와 기법이다. 이런 문제가 출제된다면 다음 시험에서는 어떤 장비나 기법이 등장할지 예측하기 어렵게 된다. 보수(BOSU)볼, 짐볼, 메디신볼, 짐스틱, 불가리안백, 케틀벨, 클럽벨, 폼롤러, 필라테스링, 요가링, 탄성밴드 등 웬만한 소도구를 모두 숙지해야 하는 상황이 된 것이다.

이러한 상황이 계속해서 연출되는 근본적인 이유는 잘못된 시험 제도에 있다. 평균 응시자 수가 1,500명이라면, 그중 1,000명(약 66.7%) 정도는 합격할 수 있도록, 현장에서 보편적으로 요구되는 지식과 기술을 중심으로 시험이 구성되어야 한다.

반면, 심화된 지식과 기술은 분야별 전문건강운동사 제도를 통해 갖추도록 체계를 분리하는 것이 바람직하다. 보건소에서 신체활동 사업을 담당하려는 건강운동관리사가 선수트레이닝 및 임상운동 현장에서도 잘 사용하지 않는 Bowstring Test까지 숙달해야 하는가에 대해서는 의구심을 자아내게 한다.

: : 2023년 구술 및 실기시험 문제 : :

표 17. 건강/체력 측정평가

	A조	B조	C조	D조
실기	남성 캘리퍼 측정 공식 3부위를 말하고 그중 하나를 선택하여 측정하시오.	Bess 검사 중 평지에서 실시하는 1~3단계 검사를 각 5초씩 실시하시오.	반복 점프를 6회 실시하시오. (국민체력100 청소년기 근지구력 검사)	YMCA 스텝 검사를 3회 실시하고 설명하시오. (국민체력100 성인기 심폐지구력 검사)
구술	발목/위팔 상완지수(ABI) 검사의 목적과 방법을 설명하시오.	운동부하검사의 절대적 금기사항에 대해 설명하시오.	운동부하검사 중 브루스 프로토콜의 특징 및 방법(절차)을 4가지 구술하시오.	정적평형성검사와 동적평형성검사의 정의와 검사 종류의 예시를 각각 2가지씩 설명하시오.

표 18. 운동트레이닝 방법

	A조	B조	C조	D조
실기	1) 오픈그립(썸리스) 2) 훅그립 3) 언더그립 4) 오버그립 각각을 설명하고 실시하시오.	민첩성 운동인 카리오카 스텝을 실시하시오.	바벨 하이풀(High Full)을 5회 실시하시오.	어깨/가슴/넙다리/코어 발달을 위한 랜드마인 로테이션을 5회 실시하시오.
구술	운동강도에 따른 상기도 감염의 연관성에 대해 설명하시오.	장기간 유산소 운동 시 최대산소섭취 증가 원인 3가지를 설명하시오.	유산소 트레이닝 시 젖산 역치를 증가시킬 수 있는 트레이닝 방법에 대해 구술하시오.	달리기 스피드 향상을 위한 레지스트 트레이닝과 어시스트 트레이닝에 대해 구술하시오.

4부 대한민국 체육지도자의 빛과 그림자

표 19. 운동손상 평가 및 재활

	A조	B조	C조	D조
실기	Pivot Shift Test를 실시하고 양성반응에 대해 말하시오.	Talar Tilt Test를 누운 자세에서 실시하고 양성반응에 대해 말하시오.	Bowstring Test를 실시하고 양성반응에 대해 말하시오.	자가근막이완법(그라스톤 등)의 생리적 반응과 관련하여 구술하시오.
구술	맨손 마사지의 생리적 효과와 기법에 대해 3가지 이상을 구술하시오.	PNF 기법의 목적과 방법 3가지를 구술하시오.	자가근막이완법(그라스톤 등)의 생리적 반응과 관련하여 구술하시오.	냉치료의 생리적 효과와 종류 및 방법에 대해 2가지 설명하시오.

문체부의 책무와 협회의 결단

문화체육관광부는 파행적으로 운영되고 있는 건강운동관리사 시험 제도에 대해 무거운 책임감을 가져야 한다. 동일한 국가체육지도자임에도 불구하고, 단지 종목이 아니라는 이유로 개업권을 제한하고, 「국민체육진흥법」상 업무 범위를 명확히 규정하지 않아 직역 간의 업무 충돌을 유발하며, 건강운동관리사 인력 수급에 균형이 맞지 않아 사회적 역할을 제대로 수행하고 있지 못하고 있는 등의 문제는 문체부가 주무 부처로서 방관해서는 안 될 중대한 과제다.

문체부는 국민의 건강 증진과 체육전공자의 안정적인 진로 확보를 위해 능동적으로 현장의 목소리와 학계의 제언을 수렴하고, 이를 바탕으로 제도 개선을 위한 단계별 로드맵을 제시해야 할 책무가 있다.

그러나 건강운동관리사 제도가 도입된 지 10년이 되는 2025년 현재

까지 문체부의 행보는 실망스럽기 그지없다. "고민하고 노력하겠다."는 말은 공허한 탁상공론에 그칠 뿐, 실질적인 제도 개선으로 이어지지 않고 있다.

이제 협회는 결단을 내려야 한다. 법원을 통한 협법소원과 행정소송은 많은 자금과 긴 시간, 상당한 인내를 요구하는 고된 과정이다. 하지만 이제까지의 노력과 건강운동관리사 시험이 시행된 10년의 세월을 되돌아본다면, 법원의 힘을 빌리는 것이 문제 해결을 앞당길 수 있는 현실적인 방안이라고 판단된다. 협회는 회원들의 권익만을 대변하는 단체가 아니다. 국민 건강 증진이라는 공공의 가치와 미래 체육인의 권익을 함께 고려하는 주체로서, 이제 단호한 행동에 나설 때다.

나는 대한민국 건강운동관리사다

5부

건강운동관리사의 미래, 국민 건강의

내일을 열다

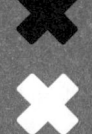

운동이
약이다

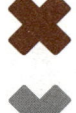

지역사회 환자 연계 시스템

EIM(Exercise Is Medicine)은 '운동이 약'이라는 메시지를 국민에게 전달하고, 신체활동에 대한 동기 부여와 실천을 장려하는 글로벌 캠페인이자 지역사회 환자 연계 시스템이다. 미국을 비롯한 전 세계 44개국이 EIM에 참여하고 있으며, 한국에서도 2017년에 준비 위원회가 발족한 이래 2019년에 EIM Korea가 공식 출범하였다.

EIM은 단순한 캠페인에 그치지 않는다. EIM의 핵심 가치는 운동을 하나의 치료 전략으로 의료 시스템에 활용하는 것이다. EIM 의료 시스템이란, 의사가 환자의 운동 실천 상태를 점검하고, 필요에 따라 운동을 약처럼 처방한 후 운동 전문가에게 환자를 연계하는 시스템이다. 의사에게 받은 처방전을 약사에게 가지고 가는 것과 같다. 이 시스템에 관심

을 가지고 도입을 추진해야 하는 이유는, 의사가 개입한 환자 연계 시스템이 환자의 운동 실천율을 높여 건강 개선 효과를 크게 기대할 수 있기 때문이다.

의료비의 80% 이상이 만성질환으로 지출되고, 대부분의 만성질환이 운동을 통해 예방 또는 개선 가능하다면 운동이 치료적 도구로 활용될 수 있도록 제도를 마련하는 것이 온당하다.

하지만 진료실에서 의사는 운동에 대해 언급하지 않거나, "운동 열심히 하세요." 수준에 그치는 경우가 대부분이다. 이는 운동에 대한 인식 부족, 진료 시간의 제약, 의료 수가의 한계가 복합적으로 작용하여 나타나는 현상이다. 결국, 의료 현장에서 의사가 운동을 처방하려면 정책적 지원과 제도적 기반이 함께 마련되어야 한다.

의사가 운동을 처방하지 않는 데에는 두 가지 주된 이유가 있어 보인다. 첫째, 운동처방 역량 부족이다. 의과대학에서 운동관련 과목을 배우지 않으면 운동처방을 하기 어려울 것이다. 그러나 이는 보수 교육을 통해 어렵지 않게 해결할 수 있다. 사실, 운동처방에 관한 의사의 역할은 환자의 운동 가능 여부, 주의 사항, 금기 사항을 제시하는 정도의 가이드를 잡아 주는 것으로 충분하다. 세부적인 운동 프로그램 설계와 지도는 운동 전문가의 몫이다.

둘째, 운동처방에 수익이 발생하지 않는 제도 때문이다. 운동은 현재 의료행위가 아니라 건강 증진 또는 질병 예방으로 분류되기 때문에 의료 현장에서 수익화되지 않는다. 물리치료사가 하는 '운동치료'는 보험 적용이 가능하나 건강운동관리사가 하는 행위는 보험 적용 대상이 아니

다. 병원에서 건강운동관리사의 행위가 수가로 인정되기 위해서는 '건강운동' 지도가 보험 적용을 받을 수 있도록 해야 한다. 운동이 '약'으로 기능해 의료비 절감을 체감하려면 '운동처방'이 실제로 이루어질 수 있는 제도가 필요하다.

그림 38. 지역사회 환자 연계 시스템을 적용한 뉴욕시

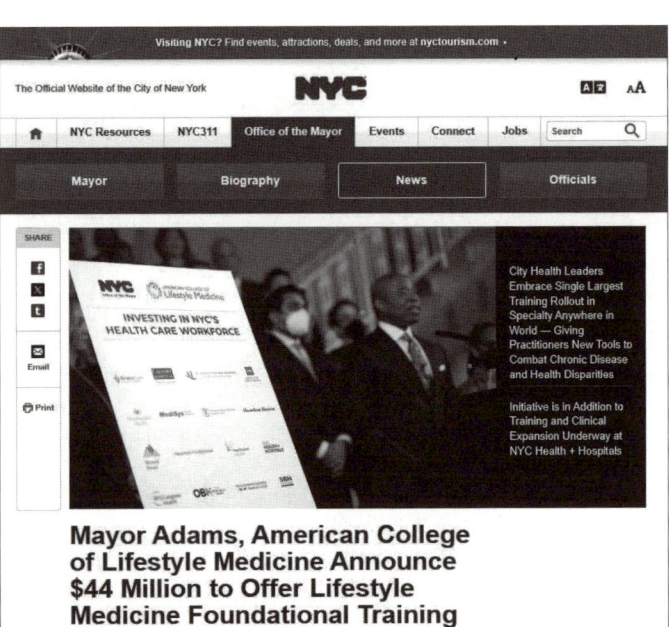

지역사회 환자 연계 시스템을 적용한 대표적인 사례가 바로 2022년 12월 뉴욕시의 '생활습관의학(Lifestyle Medicine)' 전면 도입 선언이다. 뉴욕시는 기존의 약물·시술 중심의 치료 시스템이 만성질환 예방과 관

리에 한계가 있다고 판단하고, 시에 등록된 모든 보건의료 전문가 20만 명을 대상으로 생활습관의학 기초 교육을 제공하였다(한화 약 600억 원).

어째서 생활습관의학 교육을 보건의료 전문가를 대상으로 시행하게 된 걸까. 여기에는 의사가 생활습관의 중요성을 인식하고, 이를 환자에게 교육하며 관련 전문가와 연계하도록 하려는 목적이 담겨 있다.

습관을 바꾸는 것은 매우 어려운 일이다. 금연, 절주, 식단, 운동과 같은 주요 건강생활 실천 요인을 다루기 위해서 활용하고 있는 행동변화 단계*를 보면, 마지막 5단계인 유지 단계, 즉 습관 단계 진입에 필요한 시간을 6개월로 잡고 있다. 그만큼 습관을 바꾸는 데는 긴 시간이 필요하다.

물론 동기 부여 정도에 따라, 기존 습관이 형성된 기간에 따라 개인별로 차이가 있겠으나, 새로운 행동을 습관화하려면 오랜 시간이 걸린다. 습관을 바꾸려면 긴 시간이 필요하기 때문에 관련 분야 전문가들의 지속적인 모니터링과 동기 부여가 필요하다. 의사들의 운동 습관 확인과 권고만으로는 실질적인 효과를 거두기 어렵다는 말이다.

그렇다면 [의사 ↔ 운동 전문가], [병원 ↔ 운동센터]로 이어지는 환자 연계 시스템 구축이 새로운 대안이 된다. 생활습관 변화가 예방 중심 의료 패러다임 전환의 핵심 요소라면, 행동 변화는 궁극의 목표가 된다.

---

* 범이론적 모형(Transtheoretical Model of Behavior Change, TTM)에서 유래했다. 인간의 행동이 변화하는 데 있어 5단계의 변화 과정을 거친다는 이론이다. 무관심 단계 – 관심 단계 – 준비 단계 – 행동 단계 – 유지 단계로 이어진다. 금연 행동에 적용하기 위해 개발되었으나 현재는 중독을 비롯한 절주, 체중 감량, 운동 등 다양한 건강행동 변화에 적용되고 있다.

그렇게 하려면 운동 전문가와의 주기적인 만남이 필요하고, [의사 ↔ 운동 전문가]로 이어지는 환자 연계 시스템을 어떻게 구축할 것인지에 관한 방법을 모색해야 한다.

시범 사업, [온P]

과연 [의사↔운동 전문가]로 이어지는 환자 연계 시스템을 구축하면 질병 예방과 개선, 나아가 의료비 절감까지 가시적인 효과를 거둘 수 있을까?

운동이 건강 증진과 질병 개선에 효과적이라는 사실은 이미 국내외 수많은 연구에서 입증됐다. 그러나 실제 생활에서 운동이 '건강행동'으로 자리 잡고, 그것이 습관화되어 유의미한 건강 효과를 가져오는지에 대한 대규모 국대 대규모 코호트 연구*는 없는 것으로 안다. 그렇다면 이를 확인하기 위해 '시범 사업'을 해 볼 필요가 있다.

운동을 새로운 습관으로 만드는 데 필요한 일반적인 기간이 6개월이라면, 6개월 동안 병원과 운동센터에서 의사와 운동 전문가를 정기적으로 만나 건강지표를 모니터링하고, 맞춤형 운동 지도를 받는 프로그램을 운영해 보는 것이다. 그리고 이후 6개월은 개인이 자율적으로 운동

---

* 특정 집단(코호트)을 일정 기간 추적 관찰하여, 질병 발생과 위험 요인 간의 연관성을 분석하는 관찰연구이다.

하도록 한다면, 정부가 어느 수준까지 개입하고 지원해야 하는지 가늠할 수 있을 것이다.

2024년 건강보험 급여 지출은 98조 8,251억 원으로, 2020년(77조 171억 원) 대비 무려 20조 원 이상 증가했다. 연간 평균 5조 원 이상 증가하는 추세를 고려하면, 2025년에는 100조 원을 돌파할 것이 확실시된다. 본인 부담금까지 합하면 진료비는 이미 110조 원을 넘어섰다.

'1조'라는 단위는 천억보다 큰 금액임에도 불구하고, 숫자가 너무 커서 그 크기를 체감하기 어려울 것이다. 한번 이렇게 계산해 보자. 매일 1천만 원씩 쓴다면 1조 원을 모두 쓰는 데 얼마나 걸릴까? 답은 약 274년이다. 물론 각종 투자를 해서 하루 만에도 1조 원을 모두 소진할 수도 있겠지만, 1조는 이렇게 큰 금액이다.

운동을 꾸준히 실천하는 사람이 그렇지 않은 사람보다 병원에 덜 가고, 건강 상태도 좋으며, 삶의 질도 높다는 것은 이미 수많은 연구에서 입증된 사실이다. 그렇다면 해답은 이미 나와 있는 셈이다.

2024년 한 해 동안 국민 1인당 건강보험 급여비는 약 180만 원이었다. 만약 운동센터 등록비와 레슨비를 지원한다면, 병원 방문이 줄어들어 오히려 건강보험 급여 지출을 절약할 수 있지 않을까? 급여 지출 절감보다 더 큰 유익은 국민 건강 개선과 그로 인한 행복 증진이다. 체력 향상을 통한 생산성 증가는 덤이다.

만약 내가 보건복지부 장관이라면, 1조 원을 [온P] 사업에 투자하는 상상을 해 본다. '온 국민을 위한 PT'라는 뜻의 [온P]는 생애주기별로 운동센터 등록비와 레슨비를 지원하는 사업이다.

5부 건강운동관리사의 미래, 국민 건강의 내일을 열다

구체적으로 청년기, 중년기, 노년기의 시작에 해당하는 20세, 40세, 60세에 총 3회, 1년간 운동센터 등록비와 6개월간 주 2회 PT(Personal training, 개인 운동 지도)를 제공하는 방식이다. 특정 집단의 이익과 직결되고, 대상자가 PT를 원하지 않을 수 있어 지원 방식에 다양화가 필요하겠으나 이런 방식으로 운동 실천율을 높이면 건강수명 증가와 국민 건강 수준 향상을 크게 기대할 수 있을 것이다. 운동 효과를 경험한 사람들이 운동 실천을 지속하게 되어 1조 원 이상의 경제적 효과를 회수할지도 모른다.

군이 PT를 선택한 이유는 첫째, 국민의 건강 요구가 건강체력 향상을 통한 건강 증진에 있고, 둘째, 건강체력을 향상시키기에 가장 적합한 장소가 바로 체력단련장, 즉 피트니스센터(혹은 건강운동센터)이며, 셋째, [의사 ↔ 운동 전문가]를 연결한 '지역사회 환자 연계 시스템'을 작동시킬 수 있는 현실적이고 효과적인 방법이 PT이기 때문이다. 마지막으로 중요한 점은 행동 변화를 '습관' 단계까지 끌어올리기 위해서는 1대1 방식이 가장 이상적이라는 사실이다.

이렇게 기본 6개월의 집중 PT 기간이 끝난 후에는 보건소 등 공공기관에서 자조 모임(커뮤니티 동호회)에 연결해 주거나, 스포츠클럽 등으로 유입될 수 있도록 지원한다면, [신체활동 → 운동 → 스포츠]로 이어지는 건강한 신체활동 모델이 안정적으로 자리 잡을 수 있을 것이다.

스포츠 중심의 학교 체육의 한계

사실 이 아이디어는 12년간 학교 체육 수업을 받고도 팔굽혀펴기나 스쾃 같은 기본적인 저항 운동법조차 배우지 않는 현실에 대한 문제의식에서 출발했다. 스포츠 중심의 체육 수업에 대한 오랜 반발이자, 대안을 고민한 결과다.

1990년대에 중고등학교를 다닌 나도, 2025년에 입학한 대학 신입생들도 기본적인 저항 운동법을 배우지 않은 채, 농구·배구·축구 등 특정 스포츠 종목 중심의 학교 체육 수업을 받았다. 30년간 학교 체육 수업의 형태는 거의 달라지지 않은 것 같다.

예전엔 '체력장'을 통해, 지금은 'POPS'를 통해 학생들의 체력 수준을 평가하고 있다. 그렇다면 그 평가 결과를 바탕으로 운동하는 게 더 효과적이지 않을까? 건강체력 요소로 체력을 측정하고, 스포츠 중심으로 교육하는 체육 수업은 일관성이 없다. 물론 스포츠로도 체력을 향상시킬 수 있지만 건강운동은 학생들의 체력과 건강 수준을 더욱 유의미하게 향상시킬 수 있다.

다양한 스포츠를 경험하는 것은 중요하다. 정형화된 운동보다 흥미를 유발하고 다채로운 움직임을 통해 성장기의 발달을 유도하는 것도 의미 있다. 하지만 기본적인 저항 운동 방법조차 배우지 않고 스포츠 활동을 강조하는 것이 바람직한가에 대해서는 진지한 고민이 필요하다.

근력과 근지구력은 건강체력 5요소 중 핵심 요소이다. 팔굽혀펴기, 스쾃 같은 운동은 맨몸으로도 충분히 강화할 수 있으며, 여기에 플랭크

정도만 더해도 기본적인 전신 근체력의 기초는 충분히 갖출 수 있다. 그런데도 12년간의 학교 체육에서 이러한 기본적인 운동법들을 다루지 않는다.

시시해서일까? 그러나 많은 사람들이 성인이 된 이후, 운동지도자에게 고액의 비용을 지불하면서 기본 동작을 배우고 있다. 스포츠는 소수가 즐기지만, 운동은 건강 유지 및 증진을 위해 모두가 해야 하는 필수적인 활동이다. 그렇다면 오히려 기본 운동법을 공공성을 담보한 학교 체육에서 배울 수 있도록 하는 게 바람직하지 않을까? 학교 체육은 평생 건강을 위한 기초 체력을 다지는 출발점이어야 한다. 교육 행정가들이 진지하게 고민해야 할 문제다.

정리하며

다시 시범 사업 이야기로 돌아가 보자. 꼭 온 국민을 위한 [온P] 사업이 아니더라도 특정 질환군이나 성별, 생애주기별로 대상자를 선정해 병원과 운동센터가 연계된 '운동 습관 만들기' 시범 사업을 추진해 보면 좋겠다. 8주나 12주처럼 짧은 프로그램이 아닌, 최소 6개월 동안 주 2회 이상 운동 지도를 받게 하고, 이후에는 지역사회 공공기관이나 스포츠 클럽으로 연계시키는 방식이다.

이렇게 최대 10년까지 추적 관찰하면서 혈압 · 혈당 · 체중 · 활력 등 다양한 건강지표의 변화를 기록하고 의료비 지출을 모니터링해 보는 것

이다. 이를 'K-건강 관리 모델'로 부를 수도 있다. K-건강 관리 모델 안에 작동하는 세부 모델은 두 가지다. 하나는 [신체활동 → 운동 → 스포츠]로 이어지는 '신체활동 모델'이고, 또 하나는 [병원 ↔ 운동센터 ↔ 지역사회 기관/스포츠클럽]으로 이어지는 '지역사회 모델'이다.

초고령사회로 진입한 대한민국은 치료 중심의 의료 체계로 건강을 관리하는 데 한계에 직면했다. 이제는 건강생활 실천 중심의 건강 관리 모델의 적극적인 도입이 필요하다. EIM과 같은 운동 중심의 지역사회 환자 연계 시스템을 도입하려면 여러 정책적 요소와 제약 조건을 고려해야겠지만, 실현 가능한 일이다. 운동이 부작용이 없는 만병통치약에 가깝다면, 운동의 습관화를 위한 정책과 제도가 필요하다.

대한민국 운동 문화의
새로운 아이콘, 건강운동센터

질환 관리를 위한 운동센터, 건강운동센터

이 책을 쓴 가장 중요한 목적 중 하나는 바로 우리 사회에 건강운동센터를 확산시키는 데 있다. 많은 건강운동관리사들이 건강운동센터 개업에 관심을 보이기를 바라고, 문체부와 복지부 관계자들이 [병원 ↔ 건강운동센터 ↔ 스포츠클럽]으로 이어지는 지역사회 모델에 주목해 주기를 바라는 마음이다. 건강운동센터가 새로운 국민 건강 관리 모델이 될 수 있기 때문이다.

건강운동센터란, 질환 관리를 목적으로 건강운동관리사가 운동을 지도하는 센터를 말한다. 널리 퍼져 있는 피트니스센터와는 몇 가지 차이점을 가진다. 피트니스센터가 주로 건강한 사람들을 대상으로 한다면, 건강운동센터는 각종 질환자를 대상으로 한다는 점이 가장 큰 차이점이다.

또한 피트니스센터가 독립적으로 운영되는 데 반해, 건강운동센터는 병원이나 보건소 등의 지역 기관과 연계된 시스템을 갖추고 있다. 시설 면에서도 차이가 있다. 피트니스센터는 머신과 프리웨이트 장비가 중심을 이루는 반면, 건강운동센터는 운동재활이 가능한 장비와 소도구 중심으로 구성된다. 피트니스센터는 대형화를 지향하지만, 건강운동센터는 중소형이 적절하다.

대상자는 병원에서 초기 재활을 마친 근골격계 환자부터 항암치료 중인 중증 환자까지 다양하다. 허약 판정을 받은 노인이 될 수도 있고, 운동재활이 필요한 장애인이나 정신 질환을 겪고 있는 환자일 수도 있다. 고혈압, 당뇨병, 대사증후군 환자는 기본적인 대상이다.

문제는 우리 사회에 병원과 연계되어 환자가 운동을 통해 질환을 관리할 수 있는, 법적으로 규정된 운동센터가 없다는 데 있다. 병원이 운영하는 소수의 스포츠재활센터가 있지만, 국민들이 질환 관리를 위해 운동 서비스를 받을 수 있는 장소로 모두가 인식하고 동네에서 쉽게 방문이 가능한 '브랜드화된 센터'는 없다.

병원, 약국, 안경원 등은 모두 무엇을 목적으로 방문하고 어떤 전문가가 상주하는지 명확한 장소이다. 건강운동센터 역시 건강운동관리사로부터 질환 관리를 위한 운동 서비스를 제공받는, 그 목적과 기능이 분명한 장소로 제도화될 필요가 있다.

2부 '대한민국이라는 거대한 병동'에서 살펴본 바와 같이, 사실상 거의 모든 국민이 환자인 나라에서 피트니스센터와는 다른 형태, 다른 특징, 다른 서비스를 갖춘 운동센터가 필요하다. 운동이 질환을 예방하고

개선하는 데 탁월한 효과가 있다면, 그러한 장소를 국가적으로 브랜드화할 필요가 있다. 그 브랜드가 바로 '건강운동센터'인 것이다.

건강운동관리장업이 필요한 이유

'건강운동관리장업'은 건강운동센터를 개업할 때 선택할 수 있는 신고 체육시설업 이름이다. 「체육시설의 설치·이용에 관한 법률(체시법)」에 건강운동관리장업이 신설될 경우, 건강운동관리사가 건강운동센터를 운영함으로써 얻을 수 있는 사회적 이익에 대해 살펴보자.

가장 큰 이익은 정보의 활용이다. 문화체육관광부가 매년 발행하는 〈전국 등록·신고 체육시설업 현황〉을 보면 체시법이 지정한 체육시설업 현황이 담겨 있다. 체육시설업 현황 보고서의 주요 가치 중 하나는 지역별 업장의 소재를 알 수 있다는 것이다. 만약 건강운동센터가 '건강운동관리업장'으로 등록된다면, 그 정보를 국가가 활용할 수 있게 되어 다양한 건강 증진 사업의 기초 자료로 삼을 수 있을 것이다(자유업으로 등록된 건강운동센터는 현황 파악을 할 수 없음).

사실 가장 기본적이면서 중요한 사업이 바로 건강운동관리사가 있는 건강운동센터의 위치를 알려 주는 서비스다. 이게 뭐 그리 대단한 일이냐고 생각할 수도 있겠지만 그 효과는 매우 클 것으로 예상된다. 사회적 수요가 크기 때문이다. 그러나 안타깝게도 현재로서는 건강운동센터 위치 정보 서비스를 제공할 수 없다.

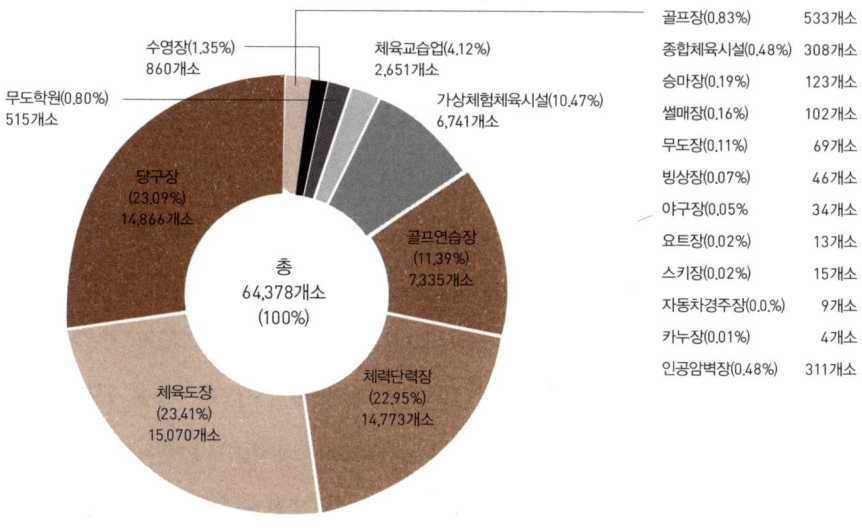

그림 39. 2024 전국 등록·신고 체육시설업 현황

골프장(0.83%)	533개소
종합체육시설(0.48%)	308개소
승마장(0.19%)	123개소
썰매장(0.16%)	102개소
무도장(0.11%)	69개소
빙상장(0.07%)	46개소
야구장(0.05%	34개소
요트장(0.02%)	13개소
스키장(0.02%)	15개소
자동차경주장(0.0%)	9개소
카누장(0.01%)	4개소
인공암벽장(0.48%)	311개소

(도넛 차트 내 표기)
수영장(1.35%) 860개소
무도학원(0.80%) 515개소
당구장(23.09%) 14,866개소
체육교습업(4.12%) 2,651개소
가상체험체육시설(10.47%) 6,741개소
골프연습장(11.39%) 7,335개소
체육도장(23.41%) 15,070개소
체력단련장(22.95%) 14,773개소
총 64,378개소 (100%)

2022년, 대한건강운동관리사협회(이하 '협회')는 국가기관인 한국전자통신연구원(ETRI)이 발주한 건강운동관리사 활동 사항에 관한 연구 용역을 수행했다. 〈지역사회 운동관리사 정보 분석 지원〉이라는 제목으로 진행된 이 연구는, '병원−지역사회 연계', '운동재활 서비스 제공' 등을 목적으로 지역사회에 활동 중인 건강운동관리사의 데이터를 수집하는 과업이었다. 데이터에는 건강운동관리사의 현직, 경력, 전문 분야 등의 정보가 포함되었다.

협회는 전국에서 활동 중인 455명의 건강운동관리사 데이터를 수집하여 보고서를 제출하였다. ETRI는 1,000명 이상의 건강운동관리사 데이터를 확보하길 원했다. 2022년 10월 연구 용역이 진행될 당시 건강운

5부 건강운동관리사의 미래, 국민 건강의 내일을 열다

동관리사 누적 배출 인원이 총 2,411명이었으니 ETRI 입장에서는 무리한 요구는 아니었을 것이다. 그러나 협회 등록 회원 수의 한계와 비등록 회원 정보 수집의 한계로 455명의 데이터만 확보할 수 있었다. 만약 건강운동관리업장이 등록되어 있었더라면 더 많은 건강운동관리사 정보를 입수할 수 있었을 것이다.

〈지역사회 운동관리사 정보 분석 지원〉 연구 용역의 추진 동기는 너무나 명확하다. 환자에게 필요한 운동 서비스를 병원에서 지역사회로 어떻게 연계해서 제공할 수 있게 하는 것인가에 있다.

〈공공기반 재활운동 빅데이터 플랫폼 연계 지능형 개인 맞춤 운동재활 서비스 기술 개발〉이라는 다소 긴 제목을 가진 사업의 핵심은, 퇴원 후 환자가 지역사회에서 일상 복귀를 위한 운동재활 서비스를 받을 수 있도록 관련 정보를 제공함에 있다. 즉 건강운동관리사의 활용에 관한 것으로, 한국전자통신연구원은 이미 이러한 사회적 필요를 인식하고 업무를 추진했던 것이다.

그러나 운동재활 서비스를 제공할 인력이 어디에 있는지조차 파악되지 않아, 협회가 수소문 끝에 500명도 채 안 되는 건강운동관리사의 정보를 겨우 수집할 수 있었다. 이는 건강운동관리사의 수가 절대적으로 부족한 데다, 관리 체계조차 부재하기 때문이다.

만약 정부가 이러한 지역사회 연계 서비스를 제대로 구축하고자 한다면, '건강운동관리장업'을 체시법에 신설함으로써 건강운동관리사가 운영하는 건강운동센터를 파악하는 것부터 시작해야 한다. 데이터베이스 구축은 국민 건강 증진을 위한 사업의 첫 단추다.

국민 건강 증진을 위한 지역사회 모델 구축

그림 40. 공공기반 운동재활 서비스 플랫폼

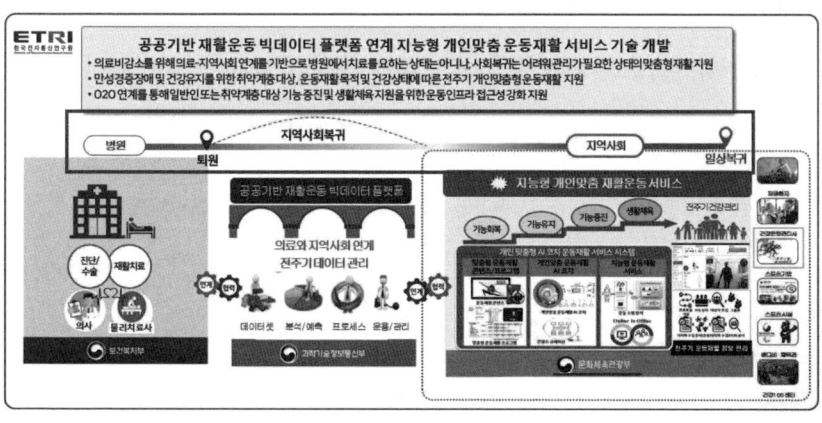

지역사회 모델 실현을 위한 가장 쉬운 접근 방식은 건강운동센터의 위치 정보 제공이다. 병원에서는 환자에게 "동네 건강운동센터로 가서 운동하세요."라고 한마디만 해 주면 된다. 그러면 환자는 특정 사이트에서 자신의 거주지 인근 건강운동센터를 검색해서 운동재활 서비스를 받으면 된다.

실제로 이와 같은 정보를 제공하는 유사한 사례가 있다. 건강보험심사평가원 홈페이지에 들어가 보면, 의료정보 카테고리 아래에 '우리 동네 병원·약국' 찾기 기능이 있다. 아마 이런 기능이 있다는 사실을 대다수 국민은 잘 모를 것이다. 워낙 동네에 병원과 약국이 많아서 보통 간판을 보고 찾거나 포털 사이트의 지도 검색 기능을 사용하는 것이 더 편

리하기 때문이다.

　그럼에도 정부가 공공 사이트를 통해 병원과 약국 정보를 제공하는 것은, 이들이 건강 관리를 위한 사회의 핵심 인프라로 간주되기 때문일 것이다. 운동이 의학적으로 중요한 위상을 갖는다면, 건강운동센터도 이러한 방식으로 검색할 수 있어야 하지 않을까? 하지만 현재로서는 건강운동관리사가 운영하는 운동센터가 어디에 있는지 알 방법이 없다.

그림 41. 건강보험심사평가원 홈페이지의 '우리 동네 병원·약국' 찾기

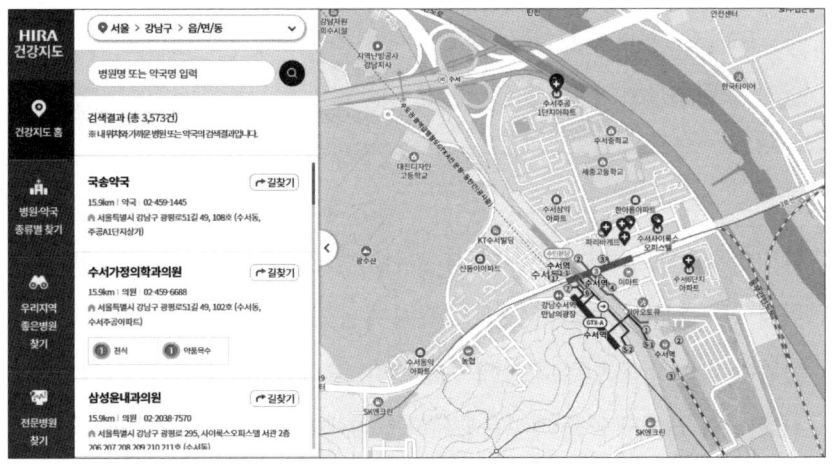

　이러한 기본적인 위치 정보 서비스를 제공하는 기관이 건강보험심사평가원만 있는 것은 아니다. 문화체육관광부 역시 유사한 서비스를 운영 중이다. 스포츠지원포털에 접속하면, 나의 위치를 기준으로 주변 체육시설을 확인할 수 있다.

　이와 같이 '건강운동센터 찾기' 기능을 스포츠지원포털에 추가하는 것

은 어떨까? 이 기능이 추가되면 국민들이 손쉽게 건강운동관리사에게 운동재활 서비스를 받을 수 있는 장소를 찾을 수 있을 것이다.

그림 42. 스포츠지원포털의 '내 주변 체육시설' 찾기

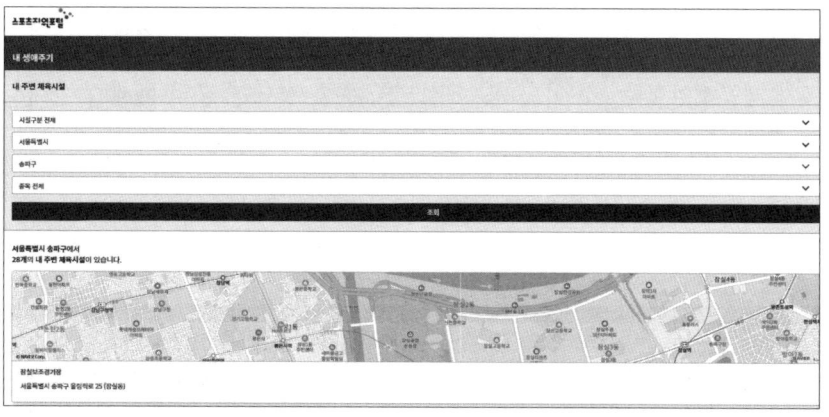

공공 사이트에 민간 시설 정보를 넣을 수 없다는 우려가 있을 수도 있다. 특정 집단의 이익과 관련되기 때문이다. 그러나 건강보험심사평가원 홈페이지에서도 민간 병원과 약국 정보를 국민에게 제공하고 있다. 이를 감안하면, 건강운동센터가 민간 시설이라고 해서 공공 사이트에 정보를 싣지 못할 이유는 없다. 중요한 것은 국민 건강을 위한 정보의 접근성을 높이는 일이다.

현재 대한건강운동관리사협회 홈페이지에는 '협회 인증 건강운동관리사'를 검색할 수 있는 기능이 마련되어 있다. 하지만 협회원이어야만 등록이 가능하다는 제약이 있다.

건강운동 업계에서 일하다 보면 "내가 사는 집 주변에서 운동할 수 있

5부 건강운동관리사의 미래, 국민 건강의 내일을 열다　　239

는 운동센터와 좋은 운동 선생님을 소개해 달라."는 요청을 자주 받게 된다. 특히 대상자가 고령이거나, 질환이 까다로운 경우에는 더욱 그렇다. 이럴 때 우리는 알음알음으로 사람을 찾아야 하는 불편을 겪는다.

건강운동관리사가 국가가 배출하는 유일한 '운동처방' 분야의 운동지도자라면, 최소한 국민들에게 운동 서비스를 받을 수 있는 정보는 국가가 제공해야 하는 것 아닌가? 이것은 단순한 정보 제공의 문제가 아니라, 국민의 건강권과 직결되는 문제다.

그림 43. 대한건강운동관리사협회 홈페이지의 '협회 인증 건강운동관리사' 검색 기능

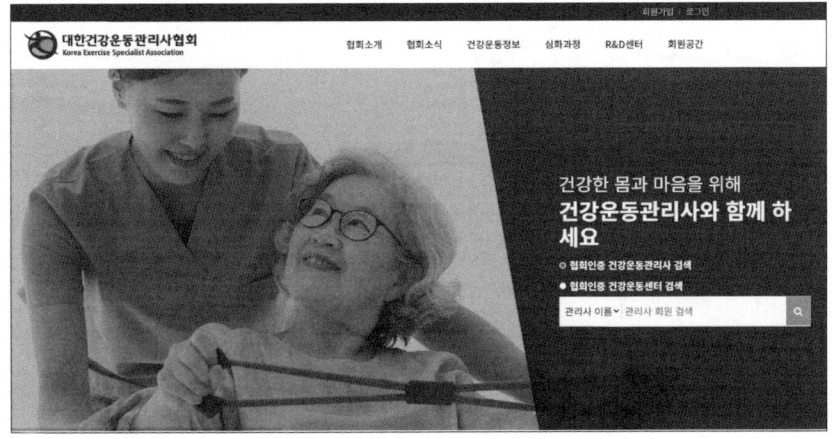

건강운동센터를 '국민체력100'과 연계하는 방법도 고려해 볼 필요가 있다. 국민체력100은 문화체육관광부 산하 국민체육진흥공단이 운영하는 체력측정 전문 기관으로, 체력측정 결과를 바탕으로 운동처방 서비스를 제공하고 있다('운동처방'이라는 용어는 실제로 국민체력100 홈페이지

에서 사용하는 용어다).

그러나 현재는 체력평가와 운동처방을 받은 참가자가 이후의 운동을 개인적으로 알아서 수행해야 하는 구조다. 국민체력100 체력인증 센터에서 운동교실을 운영하고 있으나 모든 측정자를 받을 수도 없고, 국민체력100 체력인증센터가 전국에 73개에 불과하니 대부분의 지역은 소외될 수밖에 없다. 그렇다면 체력측정 후 받은 운동처방 결과지를 건강운동센터로 가져가 후속 관리를 해보면 어떨까?

운동은 일회성 처방으로 끝나는 것이 아니라 처방된 프로그램을 지속적으로 수행해야 효과가 나타나는 신체활동이다. 국민체력100에서 체력 측정을 하고 자기 동네에 있는 건강운동센터에서 측정 결과를 참고하여 운동을 진행한다면 효과를 더 높일 수 있을 것이다.

그림 44. 국민체육진흥공단 홈페이지의 '체력인증센터' 찾기

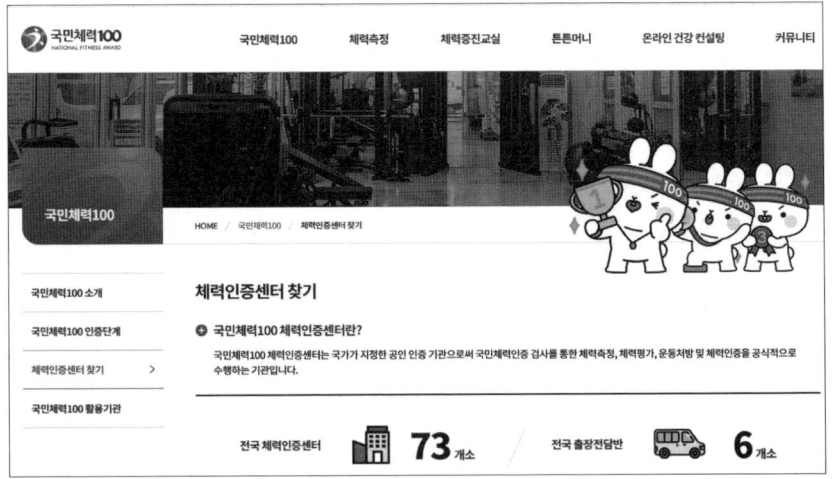

5부 건강운동관리사의 미래, 국민 건강의 내일을 열다   241

이를 위해 국민체력100 체력인증센터에서 건강운동센터를 연계해 주고, 국민체력100 홈페이지에 '우리 동네 건강운동센터' 찾기 기능을 추가한다면, 체력 관리를 통한 지속적인 건강 증진 서비스가 가능해질 것이다. 이는 국민 건강을 체계적으로 관리할 수 있는 실질적인 방안이 될 것이다.

새로운 체육 문화 정착을 꿈꾸며

앞서 살펴본 건강보험심사평가원, 스포츠지원포털, 건강운동관리사 협회, 국민체력100 체력인증센터 중에서 복지부 관할 기관인 건강보험 심사평가원을 제외한 나머지 기관은 모두 문화체육관광부 소관이다. 따라서 건강운동센터 연계 사업은 문체부 차원에서 즉시 추진이 가능하다.

이러한 사업을 추진하기 위한 선결 조건은 명확하다. 다시 강조하지만, 건강운동센터가 체육시설업으로 등재되어야 하고, 그 데이터가 공개적으로 활용될 수 있어야 한다. 더 중요한 것은 '건강운동센터'라는 명칭을 하나의 브랜드로 정착시키는 일이다.

이것이 가능하려면 사실 현재의 자격제도를 면허제도로 전환하는 작업이 선행되어야 한다. 약국이나 안경원을 개업하려면 반드시 약사와 안경사 면허가 필요하고, 간판에도 반드시 '약국', '안경'이라는 단어를 포함시켜야 한다는 규정은 면허법에서 나온 결과이다.

현재 포털 사이트에서 '건강운동센터'를 검색해 보면, 'ㅇㅇ건강운동

센터', 'ㅇㅇ운동센터', 'ㅇㅇ재활운동센터', 'ㅇㅇ재활트레이닝센터', 'ㅇ
ㅇ재활센터', 'ㅇㅇ트레이닝센터', 'ㅇㅇ체형센터', 'ㅇㅇ체형교정센터',
'ㅇㅇ움직임센터' 등 유사한 성격의 다양한 명칭들이 혼재되어 있다.

명칭은 다르지만, 이들 대부분은 운동재활과 교정운동을 주요 서비스
로 제공하고 있을 것으로 판단된다. 이러한 명칭을 'ㅇㅇ건강운동센터'
통일하고 브랜드화하려면 면허제로의 전환은 필요 조건이 된다. 그래야
'건강운동센터'라는 이름을 의무적으로 사용하게 되기 때문이다.

현재 대한민국의 건강 수준을 끌어올리기 위해서는 병원과 운동센터
를 연계하는 지역사회 모델이 큰 효과를 발휘할 것으로 기대한다. 이미
선진국에서는 이런 시스템을 적극적으로 도입하고 있다. 대표적인 예가
심장 재활을 위한 지역사회 YMCA 모델이다.[34]

이처럼 병원과 건강운동센터가 유기적으로 연결되면, 환자는 자신의

그림 45. 지역사회 모델

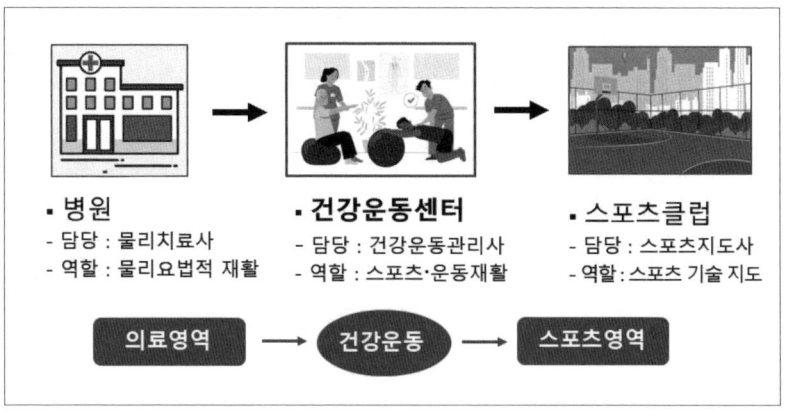

5부 건강운동관리사의 미래, 국민 건강의 내일을 열다

질환을 보다 능동적으로 관리할 수 있게 되고, 결과적으로 삶의 질이 향상되며, 의료비 절감이라는 사회적 효과도 함께 얻을 수 있다. 건강운동센터는 국민 건강과 국가 경제에 크게 기여할 수 있을 것이다.

사진 3. 심장 재활을 위한 YMCA 지역사회 모델

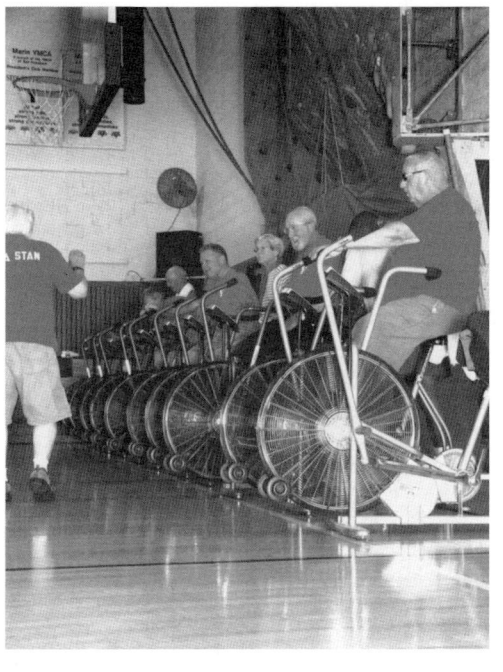

건강운동관리사의 기본기, 근골격계 재활

근골격계 재활의 중요도

의료계에서 재활은 다양한 분야에서 적용된다. 뇌졸중이나 척수 손상 환자를 대상으로 하는 신경 재활, 심장 수술 후 심장 기능의 회복을 돕는 심장 재활, 암 치료 후 회복과 재발 방지를 위한 암 재활 등이 그것이다.

이외에도 근골격계 재활이 있는데, 건강운동관리사가 가장 중요하게 갖추어야 할 역량에 해당한다. 대부분의 사람들이 겪는 문제이기 때문이다. 운동재활, 스포츠재활이라는 용어도 일반적으로 근골격계 재활을 가리킨다.

앞서 살펴본 대로 우리나라 국민의 3분의 1은 근골격계 문제로 병원을 찾고 있다. 약 1,700만 명에 달하는 사람들이 근골격계 이상으로 고통을 호소하고 있다는 의미다. 병원을 방문하지 않지만 소소하게 불편

을 느끼는 사람들까지 포함하면 거의 모든 국민이 근골격계 문제를 가지고 있다고 해도 과언이 아닐 것이다.

표 20. 2019년 근골격계 질환 다빈도 질병 진료현황

(단위 : 만 명, %, 원)

순위		질병 명칭	수진자 수	전체 대비 비율	1인당 진료비
1	M54	등통증 (경추통, 요통 등 포함)	530	30.1	152,930
2	M17	무릎관절증	294	16.7	494,709
3	M79	달리 분류되지 않은 기타 연조직장애(근막통증증후군 등 포함)	294	16.7	63,622
4	M75	어깨병변 (오십견, 회전근개증후군 등 포함)	234	13.3	271,450
5	M51	기타 추간판장애 (허리디스크)	202	11.5	351,774

[표 20]에서 주목할 사항은 3순위에 해당하는 근막통증증후군이다. 근막통증증후군은 다양한 원인으로 발생하지만, 대표적인 원인은 움직임 부족이나 잘못된 움직임이다. 특히 VDT 증후군의 경우, 부적절한 자세가 주요 원인이 된다.

병원에서 근막통증증후군으로 진단을 받으면, 주로 온열요법과 전기 치료를 중심으로 한 물리치료, 주사 치료, 근육이완제 처방, 때로는 체외충격파를 사용한 치료가 이뤄진다. 하지만 간과하지 말아야 할 사실은 근본적인 원인이 되는 잘못된 자세와 운동 부족을 무시한 채 수동적 치료만 한다면 한계가 있고, 재발의 가능성도 크다는 것이다.

잘못된 자세는 이미 습관으로 굳어져 있기 때문에 새로운 고유수용성 감각을 익혀 대뇌의 자세 인식을 재설정하는 과정이 필요하다. 잘못된

자세는 근육의 불균형을 일으키므로 약화되거나 단축된 근육을 평가하고 그에 맞는 운동을 해야 근막통증증후군을 근본적으로 해결할 수 있다. 이 모든 과정이 근골격계 재활이다.

교정운동 분야에서 전문성을 높여야 하는 이유

건강운동관리사는 자세 평가와 근육 불균형을 해소할 수 있는 교정운동 분야에서 전문성을 더욱 높여야 한다. 그래야만 대근육 운동과 걷기나 달리기와 같은 전신 운동의 효과를 제대로 살리고, 운동 프로그램을 단계적으로 원활히 진행할 수 있을 뿐만 아니라, 이후 스포츠 활동으로도 자연스럽게 이어 갈 수 있다.

많은 경우 근골격계 만성 통증은 잘못된 자세 및 움직임과 연결되어 있다. 3부 5장 "3가지 피라미드 모델로 풀어 보는 건강"에서 살펴본 바와 같이 근골격계 질환은 만성질환 관리도 어렵게 하므로 근골격계 문제 해결에 각별한 주의를 기울여야 한다.

그렇다면 건강운동관리사의 역할은 분명해진다. 현재 병원을 찾는 1,700만 명의 근골격계 환자는 물론, 지속적으로 증가하는 근감소증 위험 노인 인구까지 고려할 때, 교정운동 전략을 포함한 근골격계 재활의 기본기를 탄탄히 갖추고 있어야 할 것이다.

그림 46. 건강보험심사평가원 보도자료

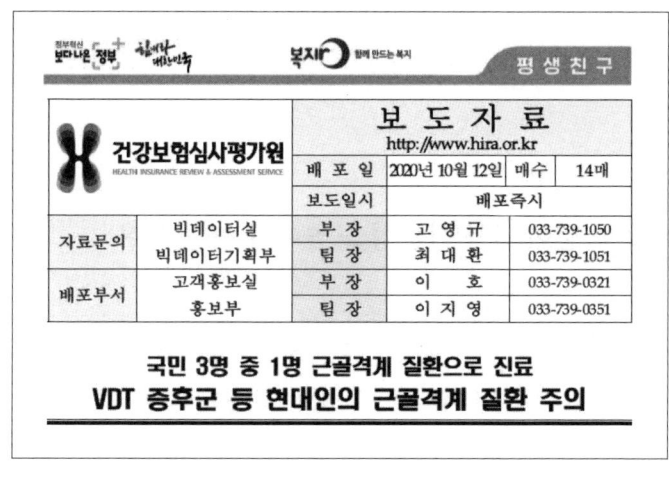

나는 대한민국 건강운동관리사다

부상 예방과 최고의 퍼포먼스를 위한 선수 전문건강운동사

선수트레이너로
활동하기 위한 진로 설계

이제부터는 건강운동관리사 취득 후 활동할 수 있는 전문 분야를 5가지 종류로 나눠 이야기해 보고자 한다.

첫 번째, 선수 전문건강운동사는 선수의 부상을 예방하고 관리하는 역할을 맡는 건강운동관리사로서 '선수트레이너'라는 명칭으로 더 널리 알려져 있다. 여기서는 선수트레이너라는 직업 자체보다는 건강운동관리사가 선수트레이너로 활동하기 위한 진로 설계에 대해 말하고자 한다.

현재 국내에서 선수트레이너의 양성과 보급은 ㈜대한선수트레이너협회(KATA)가 주도적인 역할을 하고 있다. 연수 과정부터 현장 실습, 구직까지 체계적인 교육 서비스와 네트워크를 갖추어, 선수트레이너를 꿈

꾸는 많은 체육대학 재학생들에게 선수트레이너가 되기 위한 등용문으로 자리매김하고 있다.

먼저, '선수 전문건강운동사'라는 명칭을 통해 자격 간 혹은 단체 간에 경쟁을 유도하려는 의도가 없다는 점을 분명히 밝힌다. 다만, 2021년 발생한 고 최숙현 경주시청 철인3종경기 선수 사망 사건을 계기로 선수트레이너의 자격 요건이 강화되었고, 건강운동관리사도 '선수관리 담당자'로서 선수트레이너가 될 수 있는 자격을 가지게 되었기 때문에 다루는 것이다.

이러한 변화 속에서 선수트레이너로 활동하고자 하는 건강운동관리사들은 어떻게 진로를 설계해야 하는지, 그리고 대한건강운동관리사협회는 어떤 지원을 할 수 있을지에 대해 함께 고민해 보고자 한다.

대한건강운동관리사협회의 선택

대한축구협회의 의무트레이너 채용 공고를 보면, 체육계열 전공자에게 건강운동관리사나 KATA 자격을 요구하고 있다. 대한축구협회뿐만 아니라, 많은 스포츠팀이 유사한 자격 조건을 채용 기준으로 삼고 있는 것으로 알고 있다. 선수트레이너를 꿈꾸는 체육대학 학생들은 건강운동관리사 자격증을 취득하면 선수트레이너로서 활동할 기회를 가질 수 있다.

그러나 자격 요건을 충족하더라도, 실무 적용도 측면에서는 KATA 자

그림 47. 대한축구협회 의무트레이너 채용 공고

[공고] 2023년 KFA 의무트레이너 채용 공고
등록일 : 2023-05-11 | 조회 : 2660

1. 채용개요
  가. 채용부문: KFA 의무트레이너
  나. 성별/연령: 여성/무관
  다. 모집인원: 1명
  라. 급여조건: 추후 협의 후 결정
  마. 계약기간: 계약 후 2023년 12월 31일까지
  바. 직무설명: 각급 축구대표팀 의무파트 업무 지원 등
  사. 지원자격
    1) 건강운동관리사(문화체육관광부)
    2) KATA 자격증(대한선수트레이너협회)
    3) 물리치료사(보건복지부) 中 1개 이상의 자격 소지자

격이 더 도움이 될 수 있겠다는 생각이다. KATA는 150시간의 밀도 있는 연수와 스포츠팀에서 현장 실습 기회를 제공하기 때문이다. KATA 자격시험이 '선수트레이너'라는 단일 직업을 목표로 설계된 반면, 건강운동관리사 시험은 운동 관련 여러 직업군에서 활동할 수 있도록 만들어져 있어서 두 자격의 내용에 차이가 있을 수밖에 없다. 또한 KATA는 민간단체로서 현장의 변화에 따라 연수나 자격 내용을 신속하게 반영하고 있다.

이러한 상황에서 건강운동관리사협회가 선택할 수 있는 방안은 크게 두 가지로 보인다. 첫째, 선수트레이너 취업 시장을 주도하는 KATA를 인정하고, 협회는 다른 분야의 지원에 집중하는 것이다. 둘째, 건강운동관리사도 국가체육지도자 자격으로 운동상해, 기능해부학, 운동재활,

5부 건강운동관리사의 미래, 국민 건강의 내일을 열다

건강체력평가 등 선수트레이너 활동과 관련된 과목을 포함하고 있으므로, 부족한 부분을 보완할 방법을 제시하는 것이다.

만약 후자의 방안을 택한다면, 가장 단순하고 실효성 있는 방법은 스포츠팀 현장 실습을 의무화하고, KATA를 비롯해 대한스포츠의학회, 대한스포츠과학 · 운동의학회, 대한운동사회 등 선수트레이너 유관 단체의 각종 심포지엄과 세미나에서 평점을 부여해 선수트레이너로서의 역량을 강화하는 것이다. 선수 전문건강운동사 제도는 이런 요건을 충족한 사람에게 부여하는 자격 형태로 시행할 수 있을 것이다. 제도의 운영과 관리는 현재의 선수트레이닝분과가 담당한다.

정리하면, 취업을 원하는 구직자들은 실제로 많은 스포츠팀에서 건강운동관리사를 선수트레이너 채용 요건으로 제시하고 있으므로 건강운동관리사 자격을 취득해 취업에 도전할 수 있다. 하지만 현재 건강운동관리사 자격만으로는 선수트레이너 활동에 필요한 실무 적응도가 부족할 수 있기 때문에, 협회에서 선수 전문건강운동사 제도를 운영하여 이를 보완할 수 있을 것이다.

학생 입장에서의 선택

선수트레이너를 목표로 자격을 취득하고 취업에 도전하더라도, 취업이 보장되지 않을 수 있으며, 설령 선수트레이너로 활동하게 되더라도 나중에는 다른 체육 분야로 전환할 수도 있다. 연출될 수 있는 다양한

상황을 고려한다면, 건강운동관리사를 취득하는 것이 범용적인 활용 가치가 높아 바람직해 보인다. 국가자격증이라는 강점이 있어 피트니스센터나 공공기관 취업에도 유리하기 때문이다.

만약 건강운동관리사로서 선수트레이너를 꿈꾼다면, 선수트레이너로서 필요한 역량을 강화하기 위해 관련 학회나 심포지엄에 적극적으로 참가하고, 방학 기간을 활용해 현장 실습*을 경험하는 것이 좋은 전략이 될 수 있다.

한가지 취업 준비로서, 4학년 전반기에는 KATA 선수트레이너 자격에 도전하고(통상 3월에 시작해 6월에 종료), 후반기에는 건강운동관리사 시험(6월에 필기시험 시작, 11월에 연수 종료)에 도전하는 것을 고려해 볼 수 있다. 1년 동안은 힘들겠지만, 대학 시기가 공부에 몰입할 수 있는 가장 좋은 때이므로 과감하게 도전해 볼 것을 추천한다. 취업 후에는 직장과 학업을 병행하기가 쉽지 않아 공부에 충분한 시간을 할애하기 어려워지기 때문이다.

하나의 직업으로 평생을 살아갈지, 혹은 여러 직업을 가지게 될지는 누구도 알 수 없다. 다만, 선수트레이너 자격 과정이 근골격계 손상 관리와 재활에 중점을 두고 있는 만큼, 건강운동관리사까지 취득하여 만성질환 관리까지 아우를 수 있는 역량을 갖춘다면 변화무쌍한 현대사회에서 든든한 자격 요건이 될 것으로 생각한다.

---

* 실습 장소로 전국 15개의 체육 고등학교 및 스포츠특성화고를 고려해볼 수 있다. 전교생이 학생 선수인데 스포츠 손상을 관리할 인력이 없는 곳이 대부분이다.

선수트레이너, 퍼스널트레이너, 보건소 신체활동 담당자까지 모두 경험해 본 필자로서는, 기회가 된다면 다양한 분야를 경험해 보라고 권하고 싶다. 이는 자신에게 맞는 분야를 선택할 수 있을 뿐만 아니라 인생을 더욱 풍부하게 살 수 있는 방법이기 때문이다.

진로 개척의 방법을 한 가지 소개하면, 대학 1학년 때 보디빌딩 스포츠지도사를 취득하고 2학년부터 퍼스널트레이너로 아르바이트를 통해 피트니스 산업의 경험과 운동 지도 경력을 쌓고, 졸업 후에는 보건소 신체활동 담당자로서 1년 정도의 단기 계약직으로 지역사회 신체활동 사업 및 행정 경험을 쌓으면 큰 틀에서 경영, 지도, 기획이라는 세 가지 중요한 역량을 강화할 수 있다. 이러한 과정을 거치는 동안 원하는 병원·스포츠팀·재활센터 등에 구직 활동도 할 수 있을 것이다. 사실 모든 일자리는 내가 원한다고 잡을 수 있는 게 아니라 인연이 닿아야 가능한 일이므로 진인사대천명(盡人事待天命)의 자세가 필요하긴 하다.

시간, 자금, 열정이라는 세 가지 요소를 갖추고 있다면, 주저하지 말고 선수트레이너와 건강운동관리사 취득에 모두 도전해 보길 추천한다. 그렇게 할 수 있다면 직업 선택의 폭뿐만 아니라 내적 역량도 크게 향상될 것이다.

노인 건강의 선봉,
노인 전문건강운동사

인구구조의 변화

두 번째로 소개할 노인 전문건강운동사는 선수 전문건강운동사와 마찬가지로, 대상자의 특수성을 고려해 설계된 자격이다. 그 필요성은 인구의 사회구조적 변화에서 비롯된다. 대한민국은 2025년을 원년으로 초고령사회에 진입하면서 노인 건강 문제가 사회 문제로 떠올랐다. 이에 따라 노인 전문건강운동사의 역할은 앞으로 더욱 중요해질 것이다.

노인 건강의 핵심은 자립생활과 신체기능의 유지에 있다. Spirduso(1995)는 신체 기능 수준에 따라 노인을 다섯 단계로 분류하였는데, 이 중 신체적으로 독립적인 상태를 유지하며, 타인의 도움 없이 일상생활을 수행하고, 이동에 제약이 없는 상태가 노인 건강 관리의 주요 목표가 된다. 이러한 '독립' 단계가 무너지면 '허약' 단계로 전환하게 되는데, 이 전

환을 지연하거나 막기 위해 적절한 운동이 반드시 필요하다.

대표적인 허약의 판정 방법으로 활용하고 있는 Cardiovascular Health Study(CHS)의 5가지 허약의 표현형을 보면, 1) 체중 감소, 2) 악력 저하, 3) 활력 저하, 4) 신체활동 감소, 5) 보행 속도 저하 중 1~2개 이상이면 '허약 전단계', 3개 이상이면 '허약'으로 판정한다.

학문적으로 허약은 신체적 허약 외에도 심리적·사회적 허약을 포함하지만, 실제로는 근감소증으로 상징되는 신체적 허약이 주요한 영향을 미친다. 허약의 표현형 중 악력 저하, 신체활동 감소, 보행 속도 저하가 모두 신체 기능 저하와 관련된 것만 보아도 신체적 허약의 중요성을 알 수 있다.

특히 노년기의 체중 감소는 대부분 근육량 감소를 의미하며, 이는 허

그림 48. Spirduso(1995)의 신체적 기능 분류

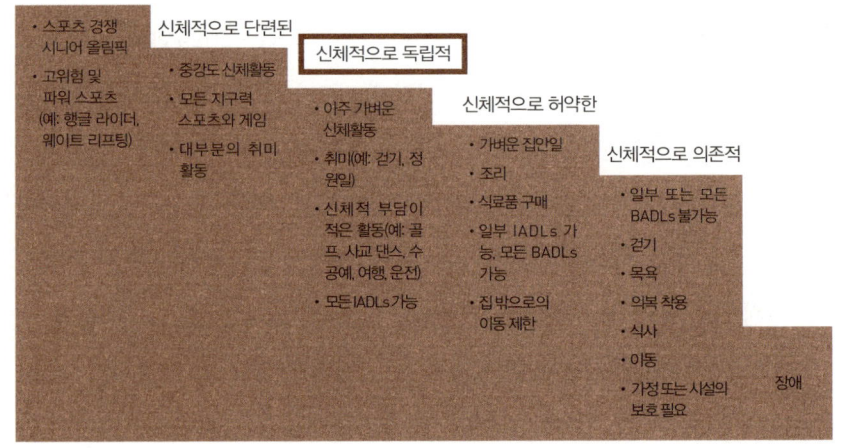

약의 표현형에도 직간접적으로 작용한다. 이러한 점에서 운동을 통한 허약 예방과 개선은 노인 건강 증진을 위한 핵심적이고도 절대적인 중재 전략이다.

근육량, 근력, 신체 기능의 저하를 의미하는 근감소증(Sarcopenia)의 예방과 개선에도 운동은 절대적인 역할을 한다. 노인 근감소증 유병률이 10~20%에 이르고, 2036년에는 노인 인구가 30%에 이를 것으로 예상되는 만큼(통계청), 노인을 대상으로 한 운동지도자의 전문성 강화는 중요한 과제다.

대부분의 노인은 하나 이상의 만성질환을 보유하고 있고, 척추관 협착증 등 근골격계 질환을 동반하고 있을 확률도 높다. 기타 수면 장애, 시력 및 청력 저하, 인지기능 저하 등 복합적인 문제가 함께 나타나기도 하므로 전반적인 노인의학에 대한 지식이 요구된다.

인구 구조의 변화와 노인 건강의 특성으로 인해, 건강운동관리사 자격 취득 이후에도 노인을 대상으로 운동 지도에 필요한 전문성을 강화할 필요가 있다.

노인 세대에 대한 이해

한국전쟁 전후에 태어난 세대는 우리나라의 산업화를 이끈 주역이다. 이들은 '운동은 선수들이나 하는 것'이라는 인식을 가진 경우가 많고, 가난했던 시기에 가정을 꾸리고 생업을 이어 가느라 자신의 건강을 체계

적으로 돌보지 못한 세대이기도 하다.

이 세대는 전반적으로 교육 수준이 낮은 사회경제적 특징이 있어 건강 수준에도 영향을 받는다. 많은 연구에 따르면, 교육 수준은 건강 수준과 유의미한 정적 상관관계를 보이며, 흡연 · 음주 · 체중 · 운동과 같은 주요 생활습관 요인과도 관련되어 있다. 특히, 교육 수준이 낮을수록 건강 정보에 대한 접근성과 이해력이 떨어지는데, 이는 낮은 건강문해력(Health Literacy)으로 이어져 건강 관리에도 부정적인 영향을 미친다.

이러한 배경을 감안하면, 노인을 대상으로 한 운동 지도에는 사회 · 문화적 요인을 함께 고려한 접근이 필요하다. 필자의 실제 운동 지도 경험에 비추어 볼 때, 많은 노인들이 자발적으로 운동을 시작하기보다 자녀의 권유에 의해 시작하는 경우가 더 많았다. 이는 운동이 건강에 미치는 영향에 대한 정보가 부족하고, 운동에 비용을 지불하거나 체계적인 프로그램을 적용하는 것에 대한 인식이 부족하기 때문으로 생각된다.

따라서 노인을 대상으로 운동을 지도할 때는 운동 지도뿐만 아니라 수면 · 영양 등 생활습관 전반에 대한 점검과 교육을 병행하고, 운동이 건강에 미치는 다양한 효과에 관해 알기 쉽게 설명하는 것이 중요하다. 이러한 교육은 건강 관리를 위한 운동 프로그램의 순응도를 높여 운동 실천 향상에 기여할 수 있을 것이다.

사실 노인기의 건강은 중장년기의 건강과 직결되므로 40~50대에 적극적인 건강 관리를 강조해야 한다. 다행히 중장년층은 비교적 높은 경제력과 정보의 접근성을 바탕으로 건강에 대한 관심이 높으며, 긴 노년기를 준비하기 위해 운동에 적극적으로 투자하는 문화를 형성해 가고

있다.

이에 따라 건강운동관리사는 연령대별로 세분화된 전략을 수립할 필요가 있다. 예비 노인에 해당하는 중장년, 전기 노인(65~74세), 후기 노인(75세 이상)에게 각기 다른 신체적·심리적 특성과 동기를 고려한 맞춤형 접근 방식이 요구된다.

노인 운동 지도를 위한 건강운동관리사의 활용

운동의 중요성이 아무리 강조되어도, 신체활동 실천율은 크게 향상되지 않고 있다. 이처럼 낮은 실천율을 고려하면, 노년기에 허약(Frailty) 또는 의존(Dependency) 단계로 진입하는 노인의 비율은 노인 인구의 증가와 함께 필연적으로 증가할 수밖에 없을 것이다.

이러한 문제에 대한 국가적 대비책은 무엇일까? 예를 들어, 치매의 경우, '치매국가책임제'하에 치매안심센터를 중심으로 치매 예방과 인지기능 개선을 위한 다양한 프로그램이 운영되고 있으며, 그 안에 운동은 필수로 포함되어 있다. 운동이 인지기능 향상에 매우 효과적이기 때문이다.

운동이 치매를 비롯한 근감소증 및 노인의 자립 생활을 위한 필수적인 건강요인이라면, 치매국가책임제와 같이 노인이 운동을 적극적으로 실천할 수 있도록 하는 정책적 지원이 필요하다. 한 가지 조치(기본이 될 수도 있는)로 노인복지관, 노인 주야간보호센터 등 노인 관련 기관에 건

강운동관리사의 존재와 역할에 대해 홍보하고, 실질적인 배치를 유도하는 정책을 세우는 것이다. 나아가, 치매안심센터 등 국가기관에 건강운동관리사의 채용을 의무화하고, 건강운동관리사 직렬을 신설해 고용을 안정화해야 한다.

민간 영역에서는 건강운동관리사협회를 중심으로 '노인 전문건강운동사' 제도를 신설하고 인증하는 방안을 고려해 볼 필요가 있다. 개인 사업을 고려하거나 이미 운영 중인 건강운동관리사라면, 노인 전용 건강운동센터 설립이나 지역사회 노인복지기관과의 연계 프로그램 개설 등을 전략적으로 시도해 볼 필요가 있다.

인구 구조의 변화는 건강운동 시장을 크게 변화시킬 절대적인 요인으로 작용할 것이다. 따라서 그에 맞는 대비는 선택이 아닌 필수다.

지역사회 건강 지킴이, 지역보건 전문건강운동사

지역보건 전문건강운동사의 업무의 특징

세 번째 전문 분야로 지역보건 전문건강운동사는 현재 보건소, 치매안심센터 등 공공기관에서 지역사회 주민의 신체활동 증진을 위한 사업을 수행하는 전문가를 말한다. 실제 현장에서 '지역사회 신체활동 담당자(혹은 기획자)'로 불리며, '운동사', '운동처방사' 등 기관 내에서 다양한 호칭으로 활동하고 있다.

지역보건을 별도의 영역으로 설정한 이유는, 다른 전문건강운동사들과 확연히 구분되는 고유한 활동 영역과 업무 특성 때문이다. 일반적으로 운동지도자라고 하면 1대1 또는 1대 다수를 대상으로 운동을 지도하는 것이 주 업무이지만, 지역보건 영역의 운동지도자는 훨씬 다양한 업무를 수행한다. 대표적인 업무는 다음과 같다.

5부 건강운동관리사의 미래, 국민 건강의 내일을 열다

- 상담 및 교육: 신체활동의 중요성과 방법에 대한 개별 및 집단 교육
- 홍보 및 캠페인 기획: 신체활동에 관한 지역주민의 인식 제고를 위한 이벤트 실시 및 자료 개발
- 물리적 · 사회적 환경 조성: 신체활동 친화적 환경 조성 및 공공 운동 시설 활용 활성화
- 기관 간 연계 및 협업: 보건소 내 다양한 부서 및 타 기관, 민간단체, 지역 네트워크 조직 및 협력

이러한 역할은 기본적인 운동 지도 역량 외에 기획, 홍보, 조직 운영, 협업 및 커뮤니케이션 능력 등 복합적인 역량을 요구하므로 현재의 건강운동관리사 자격 체계로는 부족함이 많다. [그림 49]의 서울 노원구의 공공기관 채용 공고에서 요구하는 직무 내용에서도 확연히 드러난다. 당시 공고에서는 운동 관련 지식뿐만 아니라 지역보건 사업의 기획 · 운영 능력, 다학제적 협업 역량 등을 요구하고 있다.

공공기관의 건강운동관리사의 직무는 빠르게 변화하고 있다. 과거에는 주민들의 체력을 측정하고, 그에 따른 운동처방을 제공하는 역할이 중심이었다면, 이제는 지역사회 주민 전체를 대상으로 신체활동 참여를 유도하고 건강지표를 개선하기 위한 신체활동 사업을 기획 · 운영하는 업무가 강조되고 있다.

그림 49. 서울시 노원구 신체활동 담당자 채용 공고

서울특별시노원구공고 제2022-1057호

서울특별시 노원구 지방시간선택제 임기제공무원(라급)임용 공고

서울특별시 노원구 지방시간선택제 임기제공무원(라급) 임용계획을 다음과 같이 공고합니다.

2022년 7월 28일

노 원 구 청 장 인

1. 임용분야 및 선발예정인원

근무처	임용분야	인원	성별	직 무 내 용
노원구 보건소 (건강도시팀)	건강운동 관리사	라급 (1명)	제한 없음	• **신체활동사업 운영** - 종합 및 세부사업, 주민인센티브 기획.평가 - 지역사회통합건강증진사업(신체활동 분야) 운영 - 교육자료 개발 및 홍보 - 신체활동 관련 주민조직 구성 및 관리 - 지역사회 신체활동(생활체육) 및 유관기관 네트워크 구축 - 지역사회 신체활동 자료수집 및 분석, 통계 산출 • **걷는 도시 노원(걷기활성화) 운영** - 걷기 마일리지 및 챌린지(온.오프라인) 기획.운영 - 주민 걷기활동가, 걷기동아리 양성.운영 - 지역사회 연계 자원 발굴 및 걷기 좋은 환경조성 • **건강의제(활동적 건강도시) 추진사업 지원** - 다부문 공동협력사업 발굴.추진 - 대상자 맞춤형 신체활동 전략 개발 • **기타 건강증진사업 운영 지원** - 사업간 연계협력, 체력측정장비 및 서버 관리 등

지역보건 전문건강운동사에게 요구되는 역량

우선 지역사회 전체를 바라보는 안목이 필요하다. 병원이나 운동센터

에서 일할 경우, 내 고객은 내원하거나 센터에 등록한 회원으로 한정된다. 그러나 지역사회 신체활동 담당자는 지역주민 전체를 고객으로 삼는다. 이것이 가장 큰 차이점이다.

또 하나의 중요한 차이는, 지역주민 전체가 내 고객이지만 인력과 자본이 제한되어 있으므로 한정된 재화를 누구를 대상으로 사용할 것인가에 대해 고민해야 한다는 점이다. 이 지점에서 고려해야 할 핵심 개념이 바로 '건강형평성'이다. 건강은 유전이나 개인의 노력뿐 아니라, 사회경제적 요인(직업, 소득, 교육 등)에 의해 크게 영향을 받는다. 이로 인해 건강격차는 언제나 존재할 수밖에 없다. 사회적 격차가 건강 격차로 이어지는 현상을 최소화하기 위해 공공자원을 신체활동 분야에 투입하는 것이 바로 지역사회 신체활동 담당자의 역할이다.

따라서 지역사회 신체활동 담당자는 운동을 직접 지도하는 운동지도자와는 매우 다른 역량을 요구받는다. 첫째는 사명감이다. 공공영역에서 일한다는 것은 나의 업무를 통해 더 많은 사람들이 혜택을 받을 수 있도록 한다는 뜻이다. 동일한 예산을 사용하더라도 신체활동 참여율이나 건강지표 개선 결과는 실무자의 역량에 따라 달라질 수 있다. 그만큼 실무자의 역할이 중요하다.

둘째는 기획력이다. 건강사업은 매년 반복되는 지속사업과, 새로운 정책이나 기관장의 의지에 따라 시작되는 신규사업으로 나뉜다. 이 사업들을 실행하기 위해서는 창의적 사고, 논리적 사고, 구조화 능력 등이 요구된다. 지속사업은 전년도 결과를 반영해 개선하고, 신규사업은 창의성과 상상력을 통해 새로운 방향으로 발전시킨다.

셋째는 의사소통 역량이다. 의사소통은 기본적으로 말과 글로 이루어진다. 말로 하는 의사소통은 회의나 프레젠테이션을 통해 이뤄지며, 팀원이나 다른 전문가와 협력할 때 핵심 역량이 된다. 글로 하는 의사소통은 기획 의도를 효과적으로 전달하기 위한 제안서와 사업 결과를 잘 정리한 보고서 등으로 이루어진다. 실무의 대부분이 의사소통을 기반으로 진행되기 때문에 반드시 갖춰야 할 역량이다.

넷째는 정치력이다. 정치라는 단어가 세력 대결과 야합으로 부정적으로 인식되기도 하지만, 다양한 방법을 동원해 일을 성사시키고 합리적인 결과를 도출하는 활동이 정치라고 본다면, 정치력은 지역사회 신체활동 담당자에게 매우 중요한 역량이 된다. 모든 일은 사람이 하는 것이고, 세상은 법과 원칙뿐 아니라 힘의 논리도 작용하는 것이 엄연한 현실이다. 내가 하는 일이 높은 가치를 지녔다면, 이를 실현하기 위해 결재권자를 비롯한 주변 사람들을 설득하고 인정받아야 한다.

관련 단체나 조직과의 연계, 탄탄한 지역 네트워크 구축, 조례와 같은 자치법규 제정 등이 모두 정치의 영역에 속한다. 광범위한 업무를 혼자 감당하기 어려울 때, 이를 보완할 수 있는 관련 협회나 자문단을 조직하는 것 또한 정치다. 지역사회 신체활동 담당자는 법적 근거하에 다양한 전문가와 협업하며 업무를 추진해야 하므로, 정치적 역량이 필수적이다.

마지막으로는 보건학에 대한 이해다. 공공기관에서 장기간 신체활동 담당자로 일하고자 한다면, 체육학 학사 이후 보건학 석사를 취득할 것을 권한다. 체육학 석사 과정은 주로 환자—대조군 임상연구가 주를 이루지만, 보건학 석사 과정은 보건정책이나 역학(Epidemiology) 연구에

중점을 두어 지역사회 단위의 신체활동 사업을 기획하고 실행하는 데 실질적으로 기여한다. 설령 보건학 석사 과정에 진학하지 못하더라도, 학점은행제 등을 통해 보건학 과목을 이수한다면 업무 수행에 많은 도움이 될 것이다.

이상으로 지역사회 신체활동 담당자에게 요구되는 대표적인 역량들을 살펴보았다. 많은 역량을 제시하였지만, 무엇보다 중요한 것은 지역사회 주민에 대한 애정을 바탕으로 신체활동을 통해 그들의 삶에 긍정적인 변화를 주고 싶다는 열정이 가장 핵심적이지 않을까 싶다.

지역보건 전문건강운동사의 근무 형태

보건소 및 치매안심센터 등의 공공기관 신체활동 담당자의 근무 형태와 기본 응시자격 요건을 간단하게 표로 정리하였다. 표의 순서대로 기간제 근로자를 먼저 보면, 기간제 근로자는 말 그대로 일정 기간을 근무하는 비정규직 근로자를 말한다. 보통 보건소 등 공공기관에서 기간제 근로자 채용 시 12개월 미만으로 채용한다.

다음으로 공무직은 법률상 "상시적·지속적 업무에 종사하며 기간의 정함이 없는 근로 계약을 체결한 사람으로서 공무원이 아닌 자"를 말해 무기계약직으로도 불린다. 기간제 근로자와 비교해 상대적으로 안정된 고용 형태이다. 정년이 보장되는 장점이 있지만, 근로 조건은 비정규직과 비슷해 '중규직'이라는 비판을 받는다. 시간선택제 임기제 공무원과

일반임기제 공무원은 명칭 그대로 공무원 신분이기에 10년 이상 근무 시 공무원 연금을 받을 수 있다는 장점이 있다. 물론 5년 단위 재계약이 라는 비정규직 형태가 단점으로 지적되기도 하지만, 이를 오히려 자극

표 21. 보건소 신체활동 담당자 근무 형태

구분	계약형태	근무시간	직급구분	연금구분
기간제 근로자	1년 미만 단위	8시간	×	국민연금
공무직	무기	8시간	연차	국민연금
시간선택제 임기제 공무원	5년 단위	7~8시간	다·라·마급	공무원연금
일반임기제 공무원	5년 단위	8시간	7·8·9급	공무원연금

표 22. 시간 선택제 및 일반 임기제 공무원 채용 요건

구분	기본 응시 자격 요건
임기제 7급 시간선택제 다급	1. 학사학위 취득 후 1년 이상 관련 분야 실무 경력이 있는 사람 2. 3년 이상 관련 분야 실무 경력이 있는 사람 3. 8급 또는 8급 상당 이상의 공무원으로 2년 이상 관련 분야 실무 경력
임기제 8급 시간선택제 라급	1. 고등학교 졸업자로서 졸업 또는 졸업에 해당하는 자격을 갖춘 후 1년 이상 직무 분야 실무 경력이 있는 사람 2. 2년 이상 임용 예정 직무 분야의 실무 경력이 있는 사람 3. 9급 또는 9급 상당 이상의 공무원으로 1년 이상 관련 분야의 실무 경력
임기제 9급 시간선택제 마급	1. 1년 이상 임용 예정 직무 분야의 실무 경력이 있는 사람

5부 건강운동관리사의 미래, 국민 건강의 내일을 열다

제로 삼아 꾸준히 성과를 낸다면 7급까지 승진할 수도 있다.

지역사회 신체활동 분야의 과제

현직 지역사회 신체활동 담당자들이 당면한 과제는 크게 두 가지로 보인다. 하나는 신체활동 사업 기획력 등 전문 역량의 강화이고, 다른 하나는 직업 안정성 보장을 위한 제도적 기반 마련이다.

지역사회 신체활동 담당자의 역량 강화를 위한 가장 현실적인 방안은 건강운동관리사 연수 프로그램에 지역사회 신체활동 교육을 추가하는 것이다. 체육대학에서 보건학 과목을 개설할 수도 있겠지만, 모든 대학에 강제할 수 없는 부분이라 대학마다 편차가 존재할 수밖에 없다.

그림 50. 신체활동 기획자 양성과정(건강운동관리사협회)

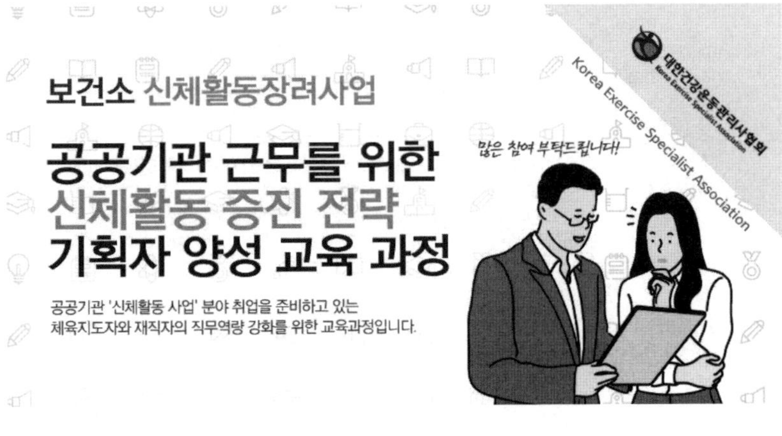

또 하나의 방법으로 건강운동관리사협회에서 보건학 기반의 '신체활동 기획자 양성 과정'을 운영하는 것이다. 협회는 2023년에 한 차례 해당 과정을 개설했으나 이후 지속하지 못했다. 향후 이 과정을 정례화하고 내실화하는 것이 지역사회 신체활동 담당자를 지망하는 건강운동관리사를 위해 협회가 할 수 있는 일이다. 동시에, 지역보건 전문건강운동사 제도의 도입 또한 검토할 사안이다.

두 번째 과제는 직업 안정성 보장을 위한 제도적 기반 마련이다. 이에 대해서는 일부 부정적인 시각도 존재한다. 시장 논리가 적용되어야 자리에 안주하지 않고 노력을 기울이게 된다는 주장이다. 그러나 이는 지나친 경쟁 논리이자 단면만 보는 시각이다.

보건직이나 간호직과 같은 직렬이 존재하지 않기 때문에, 운동지도자들은 특정 사업 단위로만 채용되거나 기관의 필요에 따라 뽑게 되어 고용 조건이 불안정하고, 채용되어도 승진이 없다. 개인의 역량이 출중하여도 제도권 안에서 역량을 인정해 줄 방법이 없다는 말이다.

공무직으로 시작하게 될 경우, '급수'가 없기 때문에 20년 경력을 쌓아도 여전히 '20년 차 공무직'일 뿐이다. 전문가로서의 길을 걷고 있음에도 다른 직렬과 비교해 상대적 박탈감을 느낄 수밖에 없다.

'불만 있으면 경력 쌓아 더 좋은 곳으로 가라'는 식의 대응은 다분히 시장 논리로서 공공기관에 적용해야 할 운영 원칙은 아니다. 오히려 낙후된 지역의 신체활동 담당자에게 더 높은 대우를 해 주어야 유능한 인력을 확보할 수 있다.

예를 들어, 서울시 강남구 보건소 신체활동 담당자의 처우는 다른 지

역보다 상대적으로 좋다. 사업비도 넉넉하여 역량을 발휘할 기회도 많다. 그렇다면 모든 신체활동 담당자 지망생들이 서울시 강남구와 같은 예산이 넉넉한 지자체로 옮겨 갈 것을 목표로 하는 게 다른 지역사회에 유익할 것인가. 그것은 현실적이지도 합리적이지도 않다. 오히려 지역사회를 이해하는 소중한 지역사회의 경력직 자원을 잃는 일이다. 계약직 신분의 낮은 사회적 위상은 장기적으로 유능한 인력의 유입을 차단하여 지역사회 신체활동 담당자의 역량 저하로 이어질 수밖에 없다.

직업 안정성 보장을 위한 제도적 기반 마련에는 직렬을 만드는 것만 있는 것은 아니다. 신체활동 사업 관련 법령에 건강운동관리사를 채용할 수 있는 조항을 넣는 것만으로 직업 안정성이 크게 강화될 것이다. 예를 들어 2021년 개정된 「국민건강증진법」 등 관련 법령에 신체활동사업 담당자를 '건강운동관리사'로 명시하는 것이다.

이상으로 지역사회 신체활동 분야의 과제를 간단히 살펴보았다. 지역사회 신체활동 담당자의 역량 강화와 직업 안정성 보장은 단순히 건강운동관리사의 권익 확보를 넘어, 지역사회 건강 수준 향상과 직결되는 중요한 문제다. 건강운동관리사 채용을 위한 법적 · 제도적 기반을 마련하고, 체계적인 교육 · 양성 시스템을 구축하는 것은 유능한 인력을 안정적으로 확보하여 지역사회 신체활동 사업의 질을 높이는 가장 효과적인 길이다.

그림 51. 보건소의 직렬별 인력 운영 서식(운동 직렬은 없다)

[별지 제5호서식]

보건소설치운영현황

1. 인력현황

가. 보건소

(단위 : 명)

보건소명				보건소장	성　　　명		
					직렬 및 직급		
주　　소				(전화번호)			
구　　　분		정 원	현 원	구　　　분		정 원	현 원
계				물 리 치 료 사	의료기술직		
(1) 면허·자격종별인력					보 건 직		
소　　계					기　　타		
의　　사	의 무 직			치 과 위 생 사	의료기술직		
	공중보건의사				보 건 직		
	기　　타				기　　타		
치 과 의 사	의 무 직			영　양　사	식품위생직		
	공중보건의사				보 건 직		
	기　　타				기　　타		
한 의 사	의 무 직			간 호 조 무 사	보 건 직		
	공중보건의사				기　　타		
	기　　타						
조 산 사	간 호 직			의 무 기 록 사	의료기술직		
	보 건 직				보 건 직		
	기　　타				기　　타		
간 호 사	간 호 직			위 생 사 · 위 생 시 험 사	식품위생직		
	보 건 직				보 건 직		
	기　　타				기　　타		
약　　사	약 무 직			정신보건전문요원			
	보 건 직			정보처리기(능)사			
	기　　타			응 급 구 조 사			
임 상 병 리 사	의료기술직			(2) 면허·자격종별인력외의 인력			
	보 건 직						
	기　　타			소　　계			
방 사 선 사	의료기술직			보 건 직			
	보 건 직			행 정 직			
	기　　타			기　　타			

비고 : 1. 기타는 별정직·전문직·기능직을 말한다.

　　　 2. 보건소장을 제외하고 기재한다.

31311-25471일

'96.12.23 승인

210mm×297mm

(신문용지 54g/㎡)

5부 건강운동관리사의 미래, 국민 건강의 내일을 열다　　　　　271

정신 질환을 운동으로 예방하고 극복한다, 정신 전문건강운동사

명확한 차별점이 드러나는 정신 전문건강운동사

미래의 건강 요구도에 맞추어 선수 전문건강운동사, 노인 전문건강운동사, 지역보건 전문건강운동사와 같은 3종류의 전문화된 건강운동관리사를 제시하였다. 다음으로 정신 전문건강운동사를 소개하고자 한다.

3부에서 살펴보았듯이 신체활동은 정신 건강을 관리하기 위한 대단히 효과적인 수단이다. 실제로 정신 질환 유병자들은 운동이 약물보다 더 큰 도움을 준다고 말하고 있다. 우울증 환자 100만, 청소년 사망 원인 1위가 자살인 시대에 불안과 스트레스를 해소할 방법으로서 운동은 중요한 중재 방법이다. 그런데 안타깝게도 정신 질환자를 지도할 운동 전문가가 우리 사회에 존재하지 않는다. 다음은 정신 질환자를 대상으로 운동을 지도할 때 필요한 사항에 대한 질문이다.

- 우울증 환자에게 어떤 운동 프로그램이 효과적인가?
- 우울증의 중증과 경증을 구분하는 기준은 무엇인가?
- 운동으로 중재 가능한 정신 질환자와의 소통 방법은 무엇인가?
- 병원에서 사용하는 우울증 진단 기준은 무엇이며, 항우울제의 작용과 부작용은 어떠한가?
- 운동센터에서 간이 검사할 수 있는 정신 건강 검사지는 무엇이며, 어떻게 활용하는가?
- 불면증도 정신건강의학과에서 다루는 질환에 해당하는가?
- 운동과 함께 명상도 비약물 중재 방법으로 효과적인 수단이라고 하는데, 명상의 정의와 기본적인 방법은 무엇인가?
- 암 경험자에게 많이 사용하는 점진적 근육이완법과 명상은 어떤 유사점과 차이점이 있는가?
- 운동도 명상이 될 수 있다는데, 그것이 어떻게 가능한가?
- 정신 질환자가 만성질환이나 근골격계 질환을 가지고 있을 경우, 운동 지도 시 고려해야 하거나 우선해야 할 사항이 있는가?

건강운동관리사는 질환자를 대상으로 운동을 지도할 수 있도록 만들어진 국가자격이지만, 이와 같은 정신 질환과 관련된 내용이 현재의 건강운동관리사 시험에는 담겨 있지 않다. 의사로부터 운동을 권고받은 질환자에게 운동을 지도할 수 있는 국가체육지도자가 건강운동관리사인데, 신체 질환자만을 대상으로 할 것인가? 신체 질환으로 인해 우울증이 발생하거나 우울증이 주호소 증상인 사람이 근골격계 질환이나 기

타 만성질환도 가지고 있다면 어떻게 할 것인가?

정신 질환자가 늘어 가는 만큼 정신건강의학과의 숫자도 빠르게 증가하고 있다. 건강운동센터가 신체 질환과 관련된 병원과의 연계만 가능한 것은 아니다. 정신 질환도 삶의 질에 매우 심각하게 영향을 주는 질환으로서, 대상자에게 운동을 지도할 수 있는 전문 인력이 사회적으로 절실히 요구되고 있다.

신체 질환자만을 대상으로 한 현재의 건강운동관리사를 발전시켜 정신 전문건강운동사 제도를 만듦으로써 건강운동관리사의 사회적 영향력을 강화할 수 있다. 또한 정신 전문건강운동사는 정신 질환자, 경계에 있는 주의군 환자, 그리고 잠재적 정신 질환자들에게 정신 건강을 유지하고 개선할 기회를 제공할 것이다.

이는 건강운동관리사를 지나치게 세분화하는 작업이 아니라, 정신 전문간호사처럼, 의사도 일반의가 있고 전문의가 있는 것처럼, 사회적 요구와 필요에 맞게 변화 발전한다고 보는 것이 타당할 것이다.

그럼에도 불구하고, 현재의 건강운동관리사 제도를 보완하는 것이 더 합리적일지에 대해서는 깊은 논의가 필요하다. 무엇보다 정신 건강 및 질환자에 대한 이해와 운동 지도에 관한 역량 강화가 시급하다.

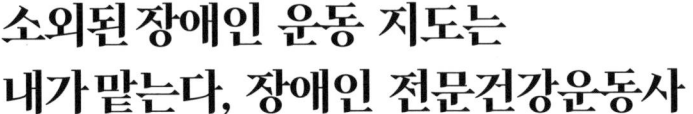

소외된 장애인 운동 지도는 내가 맡는다, 장애인 전문건강운동사

장애인 스포츠지도사의 한계

마지막 다섯 번째로 살펴볼 전문건강운동사의 대상은 장애인이다. 2024년 우리나라 등록장애인은 약 263만 1천 명으로 전체 인구의 5.1%를 차지하는 결코 작지 않은 인원이다. 2024년 등록 선수가 약 42만 명(스포츠지원포털)인 것과 비교해 보았을 때, 우리가 선수트레이너나 선수 전문건강운동사에 주목하는 것만큼 장애인을 위한 운동지도자에 대해서도 관심이 필요하다.

우선 장애인을 위한 운동지도자 중 장애인 스포츠지도사의 역할을 보도록 하자. 다시 말하지만, 스포츠지도사는 스포츠를 지도하는 사람이기 때문에 장애인 스포츠지도사 또한 장애인들에게 그들이 원하는 종목의 기술을 지도하는 사람임을 환기할 필요가 있다. 장애인 체육대회나

5부 건강운동관리사의 미래, 국민 건강의 내일을 열다

패럴림픽 등을 준비하는 스포츠 코치의 역할을 하는 사람이라고 보면 이해가 쉬울 것이다.

결국 장애인들이 가지고 있는 근골격계 질환이나 만성질환 등 '운동을 통한 장애인들의 건강 관리'는 건강운동관리사의 몫이다.

장애인 대상의 운동지도자 확대를 가로막는 요인

장애인을 대상으로 한 운동 지도에 대한 관심이 상대적으로 적은 편인 것 같다. 장애인의 숫자도 영향이 있겠지만, 다른 요인들도 작용하는 것으로 보인다. 장애인 운동지도자의 확대를 가로막는 것으로 예상되는 두 가지 장애 요인에 대해 살펴보자.

첫째는 장애인에 관한 그릇된 인식이다. 장애인은 환자가 아니다. 누군가의 도움이나 치료가 필요한 장애인도 있지만, 대부분의 장애인은 비장애인들처럼 일상을 살아간다. 장애의 정도[*]에 따라 '심한 장애인'과 '심하지 않은 장애인'으로 구분하지만, 이것이 반드시 도움과 치료가 필요하다는 것을 의미하지는 않는다. 실례로 필자가 아는 한 휠체어를 사용하는 심한 장애인은 직접 운전해서 직장을 다니고 비장애인들이 이용

---

[*] 2019년 장애등급제가 폐지되면서 기존의 1~3등급은 '심한 장애인' 4~6등급은 '심하지 않은 장애인'으로 분류하였다. '중증/경증'은 의료적 잣대 느낌이 강하고 '심한/심하지 않은'은 장애인의 일상생활 제약 정도를 반영하여 사회적 낙인을 줄이기 위한 표현으로 개편된 것이다. 2024년 기준 '심한 장애인'의 비율은 36.7%, '심하지 않은 장애인'의 비율은 63.3%이다.

하는 피트니스센터에 와서 일상적으로 운동한다.

둘째는 다양한 유형의 장애에 대응해야 한다는 부담감이다. 장애의 종류가 많은 것은 사실이지만, 사실 소수의 유형에 집중되어 있다. 〈2024년 등록장애인 현황 통계〉를 보면, 전체 15개 장애 유형 중 5개 유형이 등록장애인의 87.0%를 차지하고 있다(지체장애 43.0%, 청각장애 16.8%, 시각장애 9.4%, 뇌병변장애 8.9%, 지적장애 8.9%).[35]

이렇게 펼쳐 놓고 보면 장애에 대한 부담감이 많이 줄어든다. 지체장애의 종류가 많다고 지적할 수도 있겠다. 하지만 비장애인도 허리, 어깨, 팔꿈치, 손목, 무릎, 발목 등 다양한 근골격계 문제가 있다는 것을 떠올린다면 같은 선상에서 지체장애인을 바라볼 수 있을 것이다.

장애인 전문건강운동사는 장애인의 신체에 대한 충분한 이해가 필요한 전문 영역이다. 예를 들어, 휠체어를 사용하는 장애인의 경우, 휠체어 추진 시 손목 관절에 큰 부담을 주고, 그 외 상지의 반복된 동작으로 어깨, 척추 등의 근골격계 질환 및 근육의 불균형을 경험한다. 또한 노인 장애인의 비율(55.3%, 2024)이 일반 노인 비율(19.2%, 2024)의 3배 가까이 된다는 점을 감안할 때, 노인성 질환과 장애 유형을 함께 고려하여 운동을 지도할 수 있는 전문가의 역할은 더욱 중요해진다.

장애인과 비장애인이 함께 운동하는 건강운동센터를 꿈꾸며

이상으로 장애인의 비율, 장애의 유형, 장애인 신체의 특수성에 관해

간략히 살펴보았다. 비록 건강운동관리사가 운동을 지도하는 국가체육지도자로서 질환에 대한 이해를 바탕으로 운동처방이 가능하나, 현재의 자격 검정 체제 안에 장애인에 관한 내용이 담겨 있지 않아 장애인의 운동 지도에 부족함이 크다. 따라서 이를 보완하는 방안을 강구하거나 특수체육 관련 전공자들이 건강운동관리사를 취득했을 때 장애인 전문건강운동사를 발행하는 방안 등에 대한 검토가 필요하다.

현재 장애인들의 운동과 재활을 담당하는 대표적인 국가 기관에는 보건복지부 산하 국립재활원과 문화체육관광부 산하 대한장애인체육회가 있다. 국립재활원은 장애인들의 건강 관리를 위해 의료적인 접근을 주로 하고(체육 전공자도 근무), 대한장애인체육회는 장애인 체력인증센터를 운영하면서 장애인들의 체력 측정과 건강 증진을 위한 운동 프로그램 보급에 주력하고 있다.

하지만 장애인들에게 운동 서비스를 적절히 제공하기에는 턱없이 부족하다. 국립재활원은 전국에 1곳이고, 장애인 체력인증센터는 전국에 17곳에 불과하다. 장애인과 비장애인이 함께 운동할 수 있는 공공 체육시설인 반다비 체육센터가 2025년 현재 전국에 32개소가 있지만 운동재활보다 스포츠 중심의 시설로 보인다. 지역사회에서 장애인들을 위한 편의 시설이 잘 갖춰진 운동재활을 할 수 있는 건강운동센터의 필요성을 느끼는 부분이다. 실제로 여러 서울 거주 장애인들이 운동재활을 하기 위해 1~2시간 차를 운전해 운동재활센터를 찾아간다는 이야기를 접한 적이 있다. 장애인과 비장애인이 함께 어우러져 운동할 수 있는 건강운동센터가 지역사회에 생겨나길 바라본다.

그림 52. 체력증진교실 참가자 모집 공고
(모집 대상을 보면 주로 참가하는 장애 유형을 알 수 있다.)

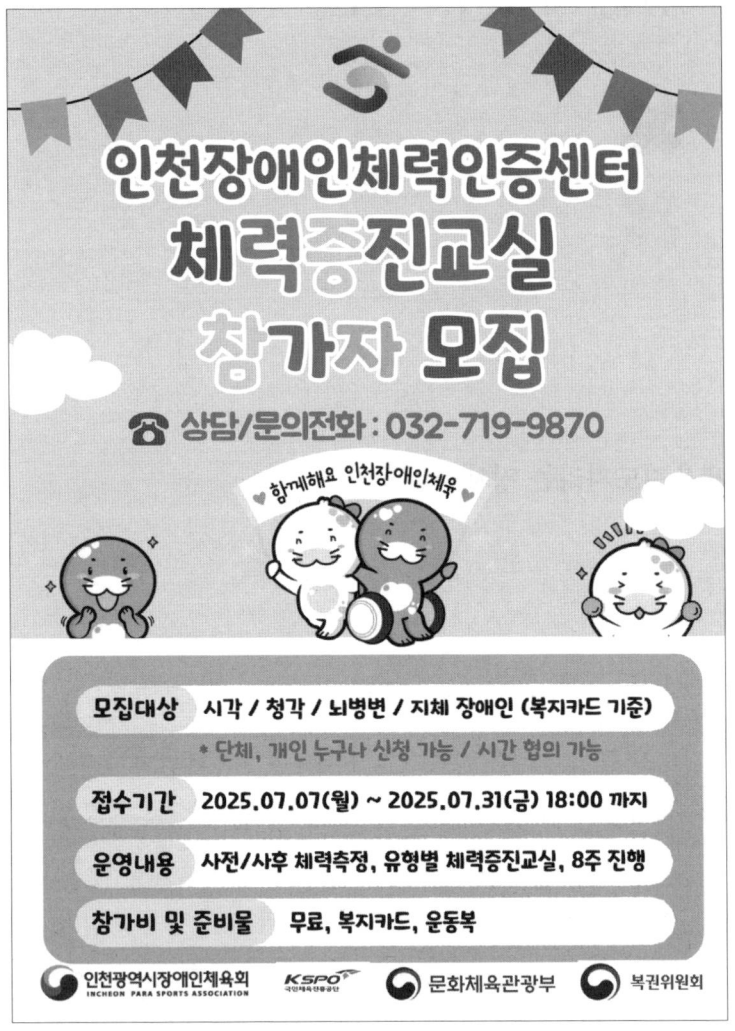

내가 생각하는
좋은 체육지도자란

체육지도자라는 정체성

"나는 누구인가."

나는 이따금 나 자신에게 인류의 오래된 질문을 하곤 한다.

인간은 어떤 일을 하느냐로 자신의 정체성의 상당 부분을 규정한다. 나는 체육인이다. 체육을 전공했고, 대학에서 체육을 가르치고 있다. 건강인과 질환자를 대상으로 운동을 지도하고 있으며, 공공 분야의 신체활동 사업을 하는 사람이기에 체육인이라고 말할 수 있을 것 같다.

혹자는 체육인을 학교 운동부 출신, 즉 엘리트 스포츠 선수 경력이 있는 사람으로 한정 짓기도 하지만 이는 왜곡된 기준이다. 사전에는 체육인을 가리켜 '체육 분야에 종사하는 사람'으로 정의하고 있다. 그렇다고

280   나는 대한민국 건강운동관리사다

모든 체육 분야에 종사하는 사람을 체육인이라고 사회·문화적으로 인정하지는 않는다. 적어도 학문적으로 체육을 탐구하고, 이를 바탕으로 체육을 생업으로 삼는 사람을 체육인이라고 부르는 것이 합당할 것 같다. 사실, 기준과 정의가 무엇이건 스스로 체육인이라고 규정할 수 있는 자격을 갖추고 있다면 그는 체육인일 것이다.

그런 면에서 나는 체육인이자 체육지도자다. 지도자의 사전적 정의는 '남을 가르쳐 이끄는 사람'이다. 현재 체육이라는 학문을 가르치고 있고, 체육의 기술과 방법을 가르치고 있으니 체육지도자라고 부를 수 있을 것이다. 그런데 이렇게 사전적 정의로 나의 정체성을 규정하자니 왠지 공허하다.

그 이유를 곰곰이 생각해 보니, 체육이라는 단어의 무게감에 있음을 알았다. 대한민국 국민이라면 누구나 '체육'이라는 단어를 학교 체육 수업을 통해 만난다. 그리고 지·덕·체라는 근대 교육의 세 요소로서 배운다. 안타깝게도 한국 사회에서 교육이 대학 입시 위주로 흘러가면서 지육을 가장 중요하게 다루고 있지만, 인간을 인간답게 만드는 데에는 인성 교육을 담당하는 덕육과 신체 발달을 목표로 하는 체육 또한 매우 중요한 요소이며, 이 세 영역은 동등하게 존중받고 균형 있게 적용해야 할 교육의 핵심 요소들이다.

「국민체육진흥법」상의 체육[*]의 정의를 보면 체육이 그저 몸을 열심히

---

[*] 운동경기·야외운동 등 신체활동을 통하여 건전한 신체와 정신을 기르고 여가를 선용하는 것을 말한다(국민체육진흥법 제2조).

움직여 땀을 빼는 신체활동에 아님을 알 수 있다. 운동경기, 야외운동, 신체활동 등은 수단일 뿐, 체육의 궁극적 목적은 '건전한 신체와 정신'을 기르는 데 있다.

「국민체육진흥법」의 초안을 만든 이가 '건강한 신체' 대신 '건전한 신체'라고 표현한 이유는, 건전한 신체가 신체적 건강뿐만 아니라 올바른 인격 및 도덕성, 더 나아가 민주 시민으로 육성하려는 의미까지 포함하기 때문이라고 생각한다.

이런 해석이 지나친 비약으로 들릴 수도 있겠지만, 건전한 신체와 건강한 신체는 분명히 다른 개념이다. 건강한 신체를 가진 무술가가 약자를 괴롭힐 수도 있듯이, 건전한 신체는 건강한 신체와는 다른 의미를 갖는다.

이렇게 체육의 정의를 상세하게 되새기는 까닭은 체육지도자는 건전한 신체와 정신을 기르도록 이끄는 존재라는 사실 때문이다. 이런 방식으로 체육지도자를 규정할 때 체육을 가르치는 행위가 고귀해진다.

한때, "나는 체육지도자인가, 아니면 체육기술자인가."라는 명제를 두고 씨름한 적이 있다. 운동 프로그램을 짜고, 동작 시범을 보이고, 운동 방법을 알려 주는 정도로는 그저 체육기술자에 불과할 것 같았기 때문이었다.

체육지도자와 체육기술자의 차이는 무엇으로 결정되는가. 그 시작은 체육의 가치를 깊이 이해하고 목적을 분명히 인식하는 데서 출발한다고 생각한다. 체육을 통해 개인의 삶을 긍정적으로 변화시키고, 건전한 사회를 만드는 데 이바지하고자 노력할 때, 비로소 체육기술자에서 체육지도자의 길로 나아갈 것이다. 체육이 신체와 정신은 물론이고 사회에도

큰 영향을 미치는 수단이자 가치임을 인식하고, 이를 사회에 전파하며 실현하는 과정을 통해 조금씩 체육지도자의 길을 걷게 된다고 믿는다.

인간은 본디 의미와 가치를 추구하고 그에 합당한 행위를 했을 때 보람과 긍지를 느끼고 삶의 만족을 얻는다. 보람과 긍지를 가질 때 비로소 자신의 직업에 자부심이 생기고 행복한 삶을 영위할 수 있다. 체육지도자는 바로 그 길이다.

체육지도자의 성장 단계

1. 하수(下手): 자격증만 취득한 지도자

2. 중수(中手): 학위와 자격증을 함께 취득한 지도자

3. 상수(上手): 학위와 자격증을 취득한 후 지도 경험을 쌓은 지도자

4. 고수(高手): 학위와 자격증을 취득한 후 지도 경험을 토대로 자기만의 지도 방식과 철학을 갖춘 지도자

5. 절대고수(絕待高手): 학위와 자격증을 취득한 후 지도 경험을 토대로 자기만의 지도 방식과 철학을 적용하여 타인의 몸과 마음 모두를 건강하게 만들 수 있는 지도자

6. 대가(大家): 절대고수의 내공으로 사회를 변화시키는 지도자

체육지도자의 정체성에 대해 고민하면서 체육지도자의 성장 단계를 무림에 빗대어 만들어 보았다. 사람마다 훌륭한 체육지도자가 되는 경

로는 다양하겠지만, 이해를 돕기 위해 성장 단계를 선형적으로 정리해
보았다.

1단계인 하수(下手)는 마치 운전면허는 땄지만 지갑에만 가지고 있는,
소위 장롱면허와 같은 상태이다. 이 단계는 체육지도자로 취업할 수 있
는 최소 요건을 갖춘 상태로 과감히 무림에 뛰어들기도 한다.

2단계인 중수(中手)는 체육대학을 졸업하여 학위를 취득한 상태이다.
전공이 곧 실력이라고 볼 수는 없지만, 전공에 관한 체계적인 교과과정
이수는 좋은 체육지도자로 성장하는 기초가 된다. 많은 전공생이 학교
공부와 현장과의 괴리를 말하며 전공 공부에 대한 회의감을 드러내기도
하지만, 학문의 뼈대를 세우는 데 학교 교과과정만 한 것이 없다.

더욱이 학교는 전공 지식만 배우는 공간이 아니다. 마치 아이가 부모
의 등을 보고 자란다는 말이 있듯이, 오랫동안 체육계에 몸을 담고 있는
교수들을 보고, 또 앞서간 선배들을 보고 서서히 체육인이 되어 간다.

3단계 상수(上手)는 본격적으로 지도 경험을 쌓기 시작하는 단계이다.
학교에서 배운 이론과 실기를 현장에 적용하며 빠르게 성장한다. 지도
대상에 따라 자신의 전문 분야를 갖추게 되는 시기도 상수 단계다. 경력
을 쌓아 가고 일터에서 인정을 받는 시기에 해당한다. 학위와 자격증을
취득하고 체육을 생업으로 삼았기에 상수부터 체육인이라 할 수 있다.

4단계 고수(高手)가 되면 자기 분야에서 자신만의 지도 방식과 철학을
갖추게 된다. 자신만의 고유한 스타일과 업무 방식이 나타나고, 일 처리
가 능숙해지는 시기이다. 10년 이상 경력을 쌓으면서 전문 자격증 혹은
석사 학위를 취득하기도 하는 등 소위 전문가 반열에 들어서게 된다.

5단계 절대고수(絶對高手)로 가기 위해서는 20년 이상의 경력과 체육 관련 분야의 이해와 확장이 요구된다. 체육의 목적이 건전한 신체와 정신을 기르는 것이지만, 아이러니하게도 체육만으로는 건전한 신체와 정신을 기르기 어렵다는 한계에 봉착하기 때문이다. 이는 마치 비만을 운동만으로 해결하려는 것과 같다. 운동 하나만 제대로 잘 가르치기도 쉽지 않은 일인데, 수면 · 식단 · 마음 등 건전한 신체 및 정신과 연관된 다른 요소들에 대한 지식도 추구하고 습관의 변화를 모색하려니 어려움이 따른다. 하지만 절대고수에게는 이 또한 즐거움이다. 학문의 경계를 넘나들면서 오히려 체육지도자라는 정체성이 더욱 확고해지기 때문이다. 통섭적인 인간이 탄생하는 단계이기도 하다.

6단계 대가(大家)는 거장(巨匠), 달인(達人), 명인(名人) 등과 같이 특정 분야에서 최고의 경지에 이른 사람을 뜻하는 표현이다. 거장 · 달인 · 명인이 개인의 완성이라면, 대가는 그 완성을 바탕으로 사회와의 소통을 통해 영향력을 발휘하고 긍정적인 변화를 이끌어 내는 사람이다. 자신의 지식 · 경험 · 철학 등을 나누고 전파하며, 사회의 발전이나 변화에 영향을 미치는 지도자적인 면모가 대가라는 단어에 담겨 있다. 시간의 두께도 필요해서 대가가 되려면 적어도 한 세대에 해당하는 30년 정도의 부단한 노력과 헌신이 요구되지 않을까 싶다. 나는 나를 비롯한 많은 체육 전공자들이 '대가의 길'을 가기를 희망한다. 대가들이 훌륭한 본보기가 되어 더 많은 청소년들이 체육을 전공하면 좋겠고, 체육인들이 지금보다 사회적으로 더욱 존경과 신뢰를 받았으면 좋겠다. 그리하여 대한민국이 체육을 통해 지금보다 더 나은 사회가 되면 참 좋겠다.

닫는 말

220만 원. 이는 2023년, 건강보험 적용 대상자가 1인당 사용한 연간 진료비다. 10년 전인 2013년 약 102만 원이었던 금액과 비교하면 두 배 이상 증가한 수치다. 대한민국 국민은 1년에 병원을 약 21회 방문한다(건강보험통계, 2023). 의료비 지출과 병원 방문 횟수가 주로 노년기에 집중되는 것을 감안하면, 기대수명 증가로 진료비와 병원 이용은 앞으로 더욱 증가할 것으로 전망된다.

2부 "대한민국이라는 거대한 병동"에서 살펴본 바와 같이 청소년, 성인, 노인 할 것 없이 대한민국 국민이라면 누구나 각종 질환에 시달리고 있다. 금연, 절주, 올바른 식사, 적절한 신체활동을 실천한다면 많은 질환을 예방할 수 있다. 그런데 이게 말처럼 쉬운 일이 아니다.

청소년의 경우 대학 입시 중심의 교육 문화로 하루 1시간의 기본적인 신체활동 권장량을 실천하지 못한다. 그 결과 94%의 청소년이 신체활동 부족 상태에 있다(국민건강통계플러스, 2025). 이는 조사 대상 146개국 중 최악의 수준이다.

게다가 몇 시간 되지 않는 학교 체육 수업이[*] 스포츠 종목 중심으로 운영되다 보니, 가장 기본적인 유산소 운동인 걷기나 달리기, 기초적인

---

[*] 중학교의 체육 수업 시간은 1·2학년은 주당 3시간, 3학년 2시간이고, 고등학교 1·2학년은 주당 2시간, 3학년은 1시간이다.

저항 운동에 해당하는 팔굽혀펴기, 스쾃의 방법조차 배우지 못한 채 12년간의 학교 체육을 마치게 된다. 청소년기에 형성되지 못한 신체활동 습관은 성인기와 노년기로 이어져 질병 발생에 영향을 준다.

2025년, 한국은 전체 인구의 20% 이상이 노인인 초고령사회에 진입했고, 노인 인구의 비율은 앞으로도 꾸준히 증가할 전망이다. 노인들은 각종 만성질환은 물론 암, 치매 등 중증 질환에 노출되어 있으며, 근감소증 등으로 인해 요양 돌봄에 대한 사회적 요구도 급증하고 있다. 이 문제는 개인이 감당할 수 없는 사회 문제다.

'이 문제를 어떻게 풀어 갈 것인가.'

신체활동은 매우 강력한 신체 질환 예방 및 치료 효과가 입증된 행동 중재 방법이다. 노년기에 가장 우려되는 암과 치매의 예방 및 개선에 효과적이며, 근감소증의 예방과 회복에도 운동은 필수다. 국민병이라고 할 수 있는 고혈압, 당뇨병, 비만 같은 만성질환 관리에도 운동은 약물 못지않은 효과를 나타낸다.

신체활동은 정신 건강에도 탁월한 효과를 보인다. 경쟁적인 문화로 인해 발생하는 우울, 불안, 스트레스와 같은 정신 질환의 예방 및 완화에 신체활동은 탁월한 효과를 발휘한다.

신체활동은 사회적 건강 효과도 뛰어나다. 함께 운동하는 사람들 간에 형성되는 유대감과 소속감은 현대사회의 고립과 개인화를 극복할 수 있는 좋은 수단이 된다. 걷기나 달리기처럼 단순한 행위를 할 때조차도

함께하게 되면 서로 간의 공감이 증가한다. 함께 호흡하고, 땀을 흘리는 가운데 연결감이 생기는 것이다. 이런 측면에서 신체활동은 대단히 실용적인 사회적 건강의 해법이 될 수 있다.

이처럼 신체활동은 강력한 신체적, 정신적, 사회적 건강 효과가 있다. 더욱 매력적인 것은 이런 여러 효과를 동시다발적으로 얻을 수 있다는 것이다. 신체 질환을 치료하기 위해 약을 먹고, 정신 문제를 해결하기 위해 상담을 받고, 사회적 관계 형성을 위해 별도의 사회성 프로그램에 참여하지 않아도 '함께 운동하면' 모든 효과를 한꺼번에 누릴 수 있다.

게다가 신체활동은 다른 유익한 건강 관련 행동을 유도하는 군집현상까지 기대할 수 있다. 신체활동을 적극적으로 하게 되면 술과 담배를 멀리하게 하고, 건강한 식단을 선택한다는 말이다. 선순환의 핵심 기제로 작용할 수 있게 된다.

그런데 문제는 아무리 운동이 좋다고 외쳐도 사람의 행동은 쉽게 변하지 않는다는 점이다. 설사 운동을 시작하려고 마음먹은(준비 단계) 사람도 운동을 습관화하는 것은 쉽지 않은 일이다. 따라서 행동 변화를 촉진하기 위한 사회 환경 정비와 정책적 지원이 반드시 요구된다.

그렇다면 답은 명확하다. 대한민국이라는 거대한 병동의 환자들을 치료하기 위해서는 국가 차원의 적극적인 신체활동 정책이 필요하다. 질병 예방을 위해서, 삶의 질 향상을 위해서, 직장인의 업무 효율을 위해서, 학생의 학습 능력을 위해서, 모든 정책에 신체활동을 포함시켜야 한다. 이것이 바로 'Physical Activity in All Policies(PAiAP)', 즉 "모든 정책에 신체활동을!"이라는 접근이다.

PAiAP 중심에 건강운동관리사가 있다. 지역사회 건강 증진을 위해 일하는 '지역보건 전문건강운동사', 노인 건강의 선봉이 되는 '노인 전문 건강운동사', 정신 질환을 운동으로 극복 할 수 있도록 도움을 주는 '정신 전문건강운동사', 소외된 장애인에게 운동재활을 지도하는 '장애인 전문 건강운동사'들이 그 역할을 할 것이다. 그러나 충분한 수의 건강운동관리사가 양성되지 못하고, 국민들이 건강운동관리사의 존재조차 모른다면, 건강운동관리사는 국가의 생색내기용 집단일 뿐이다.

건강운동관리사만 많이 배출된다고 국민 건강 증진이 저절로 이루어지지는 않을 것이다. 병원과 연계된 건강운동센터(병원 ↔ 건강운동센터)가 활성화될 수 있는 정책과 제도가 필요하다. 병원에서 수술·시술·약물 처방 이후, 지속적인 운동을 통해 건강 관리를 할 수 있는 '건강운동센터' 설립이 큰 사회적 효과를 낼 것이다.

그렇게 하려면 기존의 체육시설업에 '건강운동관리장업'이 신설될 수 있도록 법제화하는 것이 최우선 과제가 되어야 한다. 어려운 일도 아니다. 법률상에 '건강운동'을 정의하고 체육시설업에 포함시키면 되는 문제다. 궁극적으로는 '건강운동센터'라는 브랜드가 대한민국 사회에 보급될 수 있도록 '면허제'를 도입해야 한다.

운동의 습관화는 치료에서 예방 중심의 의료 패러다임 전환의 핵심 요소 중 하나다. 각 지역 동네마다 건강운동센터가 설립되어 현재의 치매안심센터처럼 제도적·문화적으로 우리 사회에 자리 잡는다면, 운동을 통한 건강 증진과 삶의 질 개선, 의료비 절감이라는 실질적 성과를 가져올 수 있을 것이다.

닫는 말

나는 우리나라가 체육 강국이 되길 간절히 바란다. 체육 강국이란, 활발한 신체활동, 건강한 운동, 즐거운 스포츠로 연계되는 새로운 체육문화가 모든 국민의 일상에 자연스럽게 녹아 있는 나라이다. 그 중심에 건강운동관리사가 서기를 희망한다.

참고 자료

1. Courneya, K. S., Segal, R. J., Mackey, J. R., Gelmon, K., Reid, R. D., Friedenreich, C. M., ... & McKenzie, D. C. (2007). Effects of aerobic and resistance exercise in breast cancer patients receiving adjuvant chemotherapy: a multicenter randomized controlled trial. Journal of clinical oncology, 25(28), 4396-4404.

2. Hamer, M., Kivimäki, M., Gale, C. R., & Batty, G. D. (2020). Lifestyle risk factors for cardiovascular disease in relation to COVID-19 hospitalization: a community-based cohort study of 387,109 adults in UK. MedRxiv.

3. Murray, C. J., Abraham, J., Ali, M. K., Alvarado, M., Atkinson, C., Baddour, L. M., ... & Lopez, A. D. (2013). The state of US health, 1990-2010: burden of diseases, injuries, and risk factors. Jama, 310(6), 591-606.

4. World Health Organization. (2014). Global status report on noncommunicable diseases 2014 (No. WHO/NMH/NVI/15.1). World Health Organization.

5. 보건복지부. (2024). 2024 한눈에 보는 신비영(신체활동 비만 영양) 통계자료집

6. 통계청. (2023). 2022년 사망원인통계 결과.

7. 질병관리청. (2023). 2023 만성질환 현황과 이슈(만성질환 Fact book).

8. 한국보건사회연구원. (2023). 2023년도 노인실태조사.

9. 국민건강보험정책연구원. (2018). 65세 이상 노인진료비 지출 중장기 추계연구.

9-1. 위의 자료.

10. 대한비만학회. (2023). 2023 비만 팩트시트.

11. 대한비만학회. (2013). 비만의 동반질환 [비만과 관련된 질병들]. 대한비만학회 [Korean Society for the Study of Obesity]. Retrieved from https://general.kosso.or.kr/html/?pmode=obesityDisease

12. 보건복지부. (2021). 고혈압 예방관리.

13. 대한고혈압학회. (2023). 2023 고혈압 팩트시트.

14. Kim, Y. E., Park, H., Jo, M. W., Oh, I. H., Go, D. S., Jung, J., & Yoon, S. J. (2019). Trends and Patterns of Burden of Disease and Injuries in Korea Using Disability-Adjusted Life Years. Journal of Korean medical science, 34(Suppl 1), e75. https://doi.org/10.3346/jkms.2019.34.e75

15. 대한당뇨병학회. (2022). 2022 당뇨병 팩트시트.

16. 건강보험심사평가원. (2020). 국민 3명 중 1명 근골격계 질환으로 진료 VDT 증후군 등 현대인의 근골격계 질환 주의.

17. 통계청. 1인당 의료기관방문횟수 Retrieved from https://www.index.go.kr/unify/idx-info.do?idxCd=4240&clasCd=7

18. 보건복지부. (2023). 한국인을 위한 신체활동 지침서. 한국건강증진개발원

19. 문화체육관광부. (2023). 2023 국민생활체육조사.

20. 보건복지포럼. (2020). 정신건강 의료이용의 현황과 과제: 지표 개발과 측정을 통한 접근

21. Pearce, M., Garcia, L., Abbas, A., Strain, T., Schuch, F. B., Golubic, R., ... & Woodcock, J. (2022). Association between physical activity and risk of depression: a systematic review and meta-analysis. JAMA psychiatry, 79(6), 550-559.

22. 임현우, 정현숙, 정영은, 왕희령, & 김수영. (2011). 우울증 및 자살 고위험 군 관리의 과학적 근거. 대한의사협회지, 54(3), 275-283.

23. Bjornsdottir, E., Thorarinsdottir, E. H., Lindberg, E., Benediktsdottir, B., Franklin, K., Jarvis, D., ... & Janson, C. (2024). Association between physical activity over a 10-year period and current insomnia symptoms, sleep duration and daytime sleepiness: a European population-based study. BMJ open, 14(3), e067197.

24. Toros, T., Ogras, E. B., Toy, A. B., Kulak, A., Esen, H. T., Ozer, S. C., & Celik, T. (2023). The impact of regular exercise on life satisfaction, self-esteem, and self-efficacy in older adults. Behavioral Sciences, 13(9), 714.

25. 보건복지부 국립정신건강센터. (2024). 2024년 국민 정신건강 지식 및 태도 조사 결과 보고서.

26. Marcus, B. H., & Forsyth, L. H. (1999). How are we doing with physical activity?. American Journal of Health Promotion, 14(2), 118-124.

27. 솔닛, R. (2017). 걷기의 인문학 (김정아 역). 반비.

28. Gogniat, M. A., et al. (2025). Increased sedentary behavior is associated with neurodegeneration and worse cognition in older adults over a 7-year period despite high levels of physical activity. Alzheimer's & Dementia, 21(5), e70157. https://doi.org/10.1002/alz.70157

29. 김상겸. (2000). 스포츠권의 헌법적 보장.《스포츠법학》, 창간호. 한국스포 츠법학회.

30. 박덕진, 김상겸. (2023). 스포츠지도자와 스포츠지도사 자격제도에 관한 법

적 연구. 《스포츠엔터테인먼트와 법》, 26(4), 3-25

31. 한상민, 이기광, 하성, & 손지훈. (2011). 교정운동이 내반슬 하지 변형자의 고관절각, Q 각, 무릎 사이 간격에 미치는 영향. 운동학 학술지, 13(1), 83-90.

32. 김지선, 임새미(2018). 건강운동관리사와 물리치료사의 건강운동관리사에 대한 인식. 한국사회체육학회지, 72, 257-266.

33. 윤상진. (2023). 건강운동관리사 자격제도에 대한 체계적 문헌 고찰: 현황 및 문제점과 개선방안에 관한 탐색적 연구. 한국융합과학회지, 12(9), 67-94.

34. Hutchinson, K. (2006). Community-based cardiac rehabilitation: a YMCA model. ACSM's Health & Fitness Journal, 10(6), 21-27.

35. 보건복지부. (2025). 2024년도 등록장애인 현황 통계 발표 [보도자료]